《科学传奇——探索人体的奥秘》系列丛书

漫游神奇的人体世界

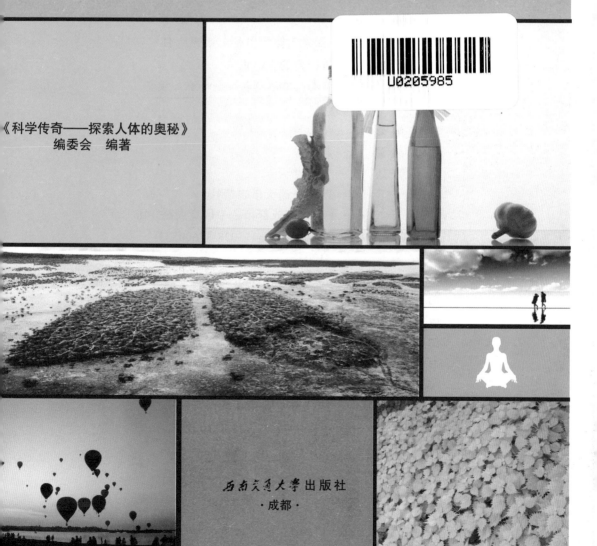

《科学传奇——探索人体的奥秘》
编委会 编著

西南交通大学出版社
·成都·

U0205985

图书在版编目（CIP）数据

漫游神奇的人体世界 /《科学传奇——探索人体的奥秘》编委会编著. —成都：西南交通大学出版社，2015.1

（《科学传奇：探索人体的奥秘》系列丛书）

ISBN 978-7-5643-3510-6

Ⅰ. ①漫… Ⅱ. ①科… Ⅲ. ①人体－普及读物 Ⅳ. ①R32-49

中国版本图书馆 CIP 数据核字（2014）第 252608 号

《科学传奇——探索人体的奥秘》系列丛书

漫游神奇的人体世界

《科学传奇——探索人体的奥秘》编委会　编著

责 任 编 辑	牛　君
助 理 编 辑	赵玉婷
图 书 策 划	宏集浩天
出 版 发 行	西南交通大学出版社 （四川省成都市金牛区交大路 146 号）
发行部电话	028-87600564　028-87600533
邮 政 编 码	610031
网　　　址	http://www.xnjdcbs.com
印　　　刷	三河市祥达印刷包装有限公司
成 品 尺 寸	170 mm×240 mm
印　　　张	15
字　　　数	243 千字
版　　　次	2015 年 1 月第 1 版
印　　　次	2017 年 8 月第 4 次
书　　　号	ISBN 978-7-5643-3510-6
定　　　价	28.00 元

前 言

上帝的杰作，人体万千之

他们拥有天马行空的思维，拥有绚烂多彩的语言；他们用语言表达喜怒哀乐，用表情传达爱恨情仇。

他们拥有神奇灵巧的双手，拥有善于发现的眼睛；他们把双手伸向自然，从自然中获得非凡的力量。

他们拥有改造地球的雄心，拥有永不放弃的信念；他们懂得群体力量的强大，生生不息地主宰着万物竞争的地球……

他们就是人类。

难道人类真的是上帝授予特权的娇儿？还是他们的确拥有统领海、陆、空的独特之处？人类最根本的奥秘——人体之谜，你是否已经解开？

每当夜晚来临，人类结束奔波劳累的一天进入甜美的梦乡时，你是否知道体内的"消化工厂""呼吸传送管道""血液动力车间"还要马不停蹄地维持运转？而"人体司令部"——大脑，也还不失时机地向睡梦中的人们传达几条奇思妙想？

早上起床的人们似乎做好了迎接新的一天的一

切准备，但你知道有多少人猝死在起床的一瞬间？

不吃早饭的人们总为食欲发愁，但你们是否知道，这是因为你们的胃总在午餐时被囫囵吞下的油腻食物惊醒，于是愤怒地罢工，以惩罚不了解自己的主人？

人体中的每一个器官都有自己的故事，它们渴望我们的阅读，期待我们的了解，它们希望人类意识到——人体是一件多么完美的工艺品，它需要人类的尊重、善待和珍惜。

如果说生命是一个意味深远的旅程，我们的一生都在细细体味着沿途的风景，那么人体之谜就是这次旅程的起点，我们需要揭开谜底，走进生命。

本书就带你到人体中去漫游，揭开每一个故事的奥秘……

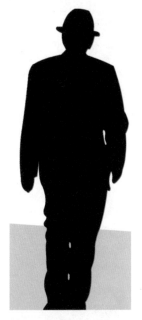

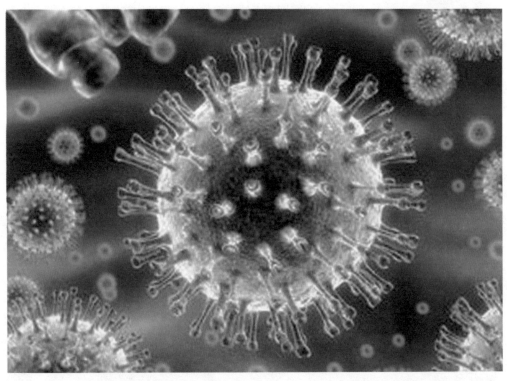

引子 INTRODUCTION

我叫 Seeker，是 Wisdom 星人，地球人类的后代。

在这个星球上，到处都是冰冷灰色的建筑，抬眼望去只有硬邦邦的街道和一幢幢合成材料建造的摩天大楼，掩映着灰色的天空。传说 2006 万年前，人类活动与地球上的大自然完全背离，导致了地球的灭亡，一些侥幸逃离的地球人类来到了 Wisdom 星。经过千万年的努力，今天的 Wisdom 星科技达到了极高的水平，我们的身体结构和生理功能也发生了很大的变化：我们的消化系统已经退化，可以利用水和光制造能量，由于缺少太阳光，国家的相当一部分财力和资源都用于供给人造光能和氧气；由于空气稀薄，我们获得了用无线电波交流的功能，已经基本丧失了听力和发声能力；我们的繁衍已经完全通过尖端的克隆技术来完成，把健康强大的基因植入每一个新生儿，因此现在 Wisdom 星人的平均寿命越来越长。

由于科技的极端发达，现在的人们热衷于研究向其他星球移居，创造未来，而我却对古老的地球和人类祖先有着极大的兴趣，虽然很多人称我为地球人类的考古权威，但我还有很多不解之谜。就在我苦苦探索的时候，一件对我一生产生重要影响的大事，为我打开了探索的大门，让我亲身经历了人体奇航。能够亲身参与、亲眼见证这一历史事件，我感到无比荣幸，我相信这件事对我们整个社会的发展也具有极其重大的影响。所以，我怀着虔诚的心情，将我所经历的一切记录下来，谨献给一切为科学奉献的人们……

目 录
Contents

Contents

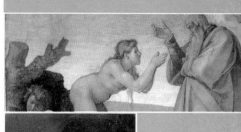

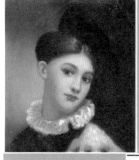

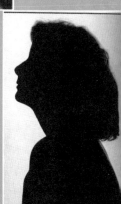

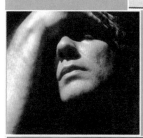

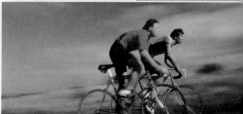

目录
Contents

Contents

第 *10* 章
人体健康的保卫部队 /201

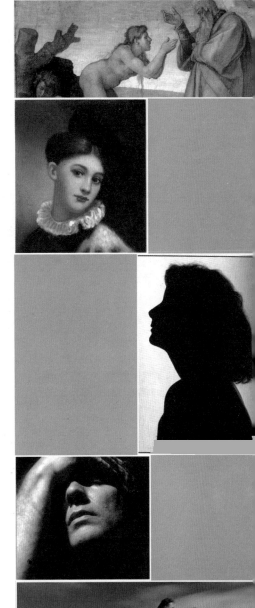

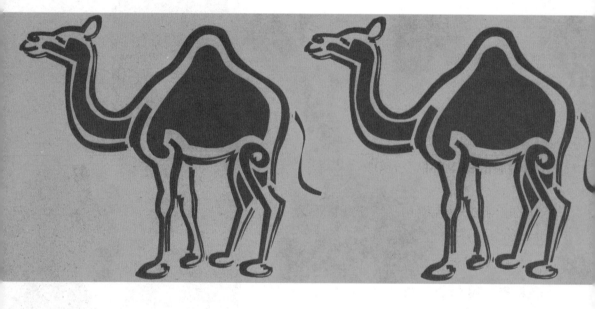

PART1

第 1 章

和食物一起的
惊险旅程

我看到一家人围坐在一起，桌子上摆着各类食物，难道人类通过吃这些来获取能量吗？它们看起来和人体迥然不同，又是怎样被人体吸收的呢？我决定随着食物进入人体，亲自搞清楚……

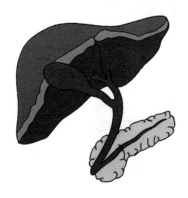

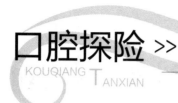

口腔探险 >>
KOUQIANG TANXIAN

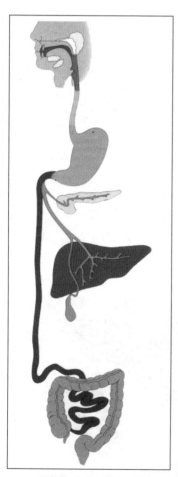

※ "消化系统之旅"路线图

我携带着具有隐形和透视功能的摄像机，变形为米粒大小，附着在食物上，和食物一起进入消化道，开始了一段奇妙而惊险的旅程。下图是一幅人体消化系统的构造图，也是我整个旅程的路线图。

口腔是旅程的起点。这是一个奇妙的地方，掀开被人类称为"嘴唇"的两扇柔软粉嫩的门帘，映入眼帘的是两排如珠贝般亮晶晶的牙齿，一般有32颗。它们像训练有素的士兵，整齐地分布于口腔的上下颌，忠诚地守卫着牙龈，一丝不苟地担负着切碎和咀嚼食物的职责。

据说在刚出生的人类婴儿的口腔里是看不到牙齿的，它们都还静静地藏在牙龈里，享受牙龈母亲的滋养，和人体一起慢慢长大。当人类宝宝4个月大的时候，20个"乳齿"就逐渐完成了它们的蜕变，每一个都穿上了洁白闪亮的珐琅质外衣，随时等待着合适的机会冒出头来。首先挤出来的是下面两个切齿，也就是人们常说的下门牙。最能沉住气的乳齿是第二臼齿——被人们俗称为磨牙，因为它的个头比较大，要被养的白白胖胖可真得多花不少时间，通常在宝宝两岁的时候才会懒洋洋地伸出脑袋。

据说宝宝的牙龈里还隐藏着一个鲜为人知的秘密，我们来看乳牙、恒牙位置图。在每一颗"乳齿"

你知道吗

为什么人的一生要长两副牙齿？

人一生要长两副牙，一副叫乳牙，它们小而不耐磨；另一副是恒牙，从6岁开始渐渐替换乳牙，通常恒牙较大，而且耐磨。

人的牙床骨有一个从小到大的发育过程，在幼儿期，牙床骨不大，这时候如果长出一副恒牙，将无法在牙床骨上立足。进入成年期后，牙床骨长大了，假如这时还是那些乳牙，牙床骨就填不满，难以发挥正常的咀嚼作用，所以，人要长两副牙齿。

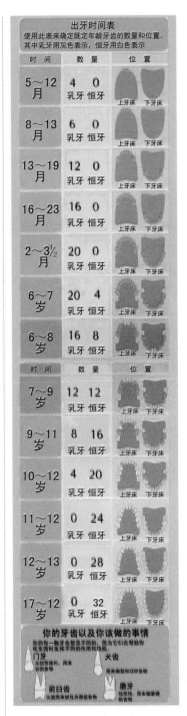

时间	数量		位置	
5~12月	4 乳牙	0 恒牙	上牙床	下牙床
8~13月	6 乳牙	0 恒牙	上牙床	下牙床
13~19月	12 乳牙	0 恒牙	上牙床	下牙床
16~23月	16 乳牙	0 恒牙	上牙床	下牙床
2~3½月	20 乳牙	0 恒牙	上牙床	下牙床
6~7岁	20 乳牙	4 恒牙	上牙床	下牙床
6~8岁	16 乳牙	8 恒牙	上牙床	下牙床
时间	数量		位置	
7~9岁	12 乳牙	12 恒牙	上牙床	下牙床
9~11岁	8 乳牙	16 恒牙	上牙床	下牙床
10~12岁	4 乳牙	20 恒牙	上牙床	下牙床
11~12岁	0 乳牙	24 恒牙	上牙床	下牙床
12~13岁	0 乳牙	28 恒牙	上牙床	下牙床
17~12岁	0 乳牙	32 恒牙	上牙床	下牙床

出牙时间表
使用此表来确定既定年龄牙齿的数量和位置，其中乳牙用灰色表示，恒牙用白色表示。

※ 牙齿发育状况时间表

的牙根下面都有另一个牙齿正在悄无声息地蓄谋一场"政变"，它一点一点地吸收乳齿的牙根，来完成自己的成长。"乳齿"就这样被慢慢榨干，松动，逐渐老去，最终脱落，被身下的牙齿替代。虽然"乳齿"只能陪伴人类度过六七年快乐的童年生活，而且还很容易使宝宝患上痛苦的龋齿，但它们担负着一个无可替代的重要作用。由于新生宝宝的下颌很小，这种脸部造型应该更适合吮吸，而不是咀嚼，所以要装下成人全套32颗牙齿（有人是28颗），简直难如登天。乳齿既保证了宝宝轻度的咀嚼，又为身下的新生代牙齿占据了地盘，保证他们有足够的空间舒展筋骨。这些新生代就是要伴随人类一生的"恒齿"。

研究显示，虽然牙齿是人体中最坚硬的器官，但它不像皮肤和内脏等其器官可以进行自我修复。恒牙一旦损伤，就无法恢复。所以它们需要精心的照顾和护理。

很多情况都会引起牙齿受伤。首先，口腔是微生物的"游乐园"，我的研究结果表明，有几百种

你知道吗

饭后立即刷牙有害牙齿健康

在牙冠的表面有一层珐琅质，刚吃过饭，尤其是食用了酸性食物，会致使珐琅质变松软。这个时候刷牙容易造成珐琅质的损害。

正确做法：牙齿的保护层恢复后再刷牙，进食后最好先用清水漱口，待1~2个小时后再刷牙。饭后喝一小杯牛奶或用牛奶像漱口一样与牙齿亲密接触，可以加快牙齿钙质的恢复过程。这样，游离出牙齿釉质中的钙、磷等元素已经重新归队，也就不会损伤牙齿了。

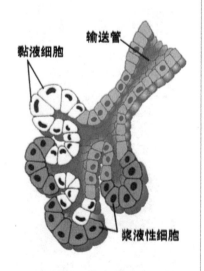

输送管

黏液细胞

浆液性细胞

※ 这个像一朵小花的东西就是深藏在人类口腔中的唾液腺，源源不断的唾液就是从这里产生的。

细菌在这里"安家落户"，仅仅1毫升唾液里就有1亿多个细菌。食物残渣和营养丰富的唾液是这些细菌的温床，龋齿——这个给人类带来不少麻烦的口腔疾病，就是由口腔内的细菌和食物小粒相互作用造成的。"牙疼不是病，疼起来真要命"，这种感觉我没法亲身体验，不过却亲眼目睹了，也算是不虚此行吧！我观察到，当人刷牙时，有些细菌会"四处逃窜"，危险过后又出来"兴风作浪"。所以我想除了按时刷牙之外，在吃过甜点以后，及时对牙缝进行清理也是个抑制细菌滋生的好主意，毕竟糖是细菌赖以生存的最重要的培养基。

由于夜间口腔唾液腺分泌减少，没有大量的唾液来对口腔进行随时的清洗，致使细菌大量繁殖。所以，如果人前一天晚上没有刷牙，我会在恶臭中煎熬到第二天早上，人也一定会在一觉醒来之后感到口臭和不舒服。早上人们刷过牙后，我顿觉清爽舒服，相信这时的口清气爽也是人们在其他任何时候刷牙都难以得到的感觉。但因此很多人都误认为早上起床后是刷牙的最好时间，而其他时候刷不刷牙无关紧要。其实，在我潜伏在口腔里的几天中，我发现在人类夜晚睡眠期的8个小时里，细菌和有机酸对牙齿的破坏作用，远比白天任何一个8小时要大。因此，人类在睡觉前特别需要通过刷牙来使口腔中的细菌数量降到尽可能低的程度，清除牙齿上的菌斑和细菌赖以制造有机酸的原料——食物残渣和糖。

我还发现，人类有很多不良习惯，譬如，有人喜欢用牙齿咬开酒瓶盖，或者咬开坚果的外壳，以显示强壮有力，甚至有人称之为"帅呆了"。殊不知牙齿洁白美丽的外衣珐琅质很容易磨损，长期如此，人类的牙齿就因失去保护而饱受冷热酸甜的折磨。此外，由于牙齿一次次被从牙龈中撬开，于是就会不断地形成可供食物和细菌寄居的小口袋。长此以往，牙齿就不得不和它的牙龈母亲说再见了。

说完牙齿，该说一下口腔中的另外一个大家伙了。它位于口腔的上下颌之间，粉嘟嘟的，柔软而滑腻，这就是人类的舌头。和邻居牙齿比起来，它可是口腔里的大块头。虽然看上去它只能笨笨地扭动自己胖嘟嘟的身躯，但其实它非常地灵活：在塞满了食物的、拥挤的口腔中，它不但能不停地搅拌食物，帮助食物和唾液充分混合，还能灵活准确地躲开牙齿"六亲不认"、一成不变的咬合活动。这种上下颌的咬合与舌头将食物翻动的运动配合得非常密切，只有在非常偶然的情况下，才可能发生牙齿咬到舌头的"事故"。在这个"复杂的环境"中，想把口腔考查清楚可不是件容易的事。记得好几次我都险些被牙齿切成两段，刚能喘一口气的时候，又被迎面甩过来的舌头卷个翻天覆地。

口腔里有三对左右对称的唾液腺，从中源源不断地涌出唾液。唾液中含有的酶可以对淀粉进行初步消化。所以在嚼米饭、馒头的时候，人们会感到一丝丝的甜味。可惜这种感觉我们这些Wisdom 星球的主人、地球人类的后裔是再也体会不到了。

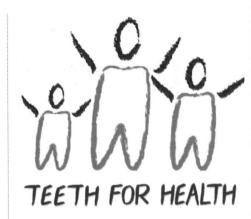

TEETH FOR HEALTH

※　关爱牙齿，关爱健康

你知道吗

洁齿可预防心脏病

美国明尼苏达州的医学家提出了刷牙有助于预防心脏病猝发的新观点。身为牙医，又兼预防医学教授的赫兹伯格博士发现，口腔内的慢性炎症，如龋齿、牙龈炎、牙周病等，可以使细菌很容易进入炎症区局部组织的血管中，从而引起血液凝结，形成栓子、血管炎，甚至诱发心脏病。

食物"传送带"
与"搅拌机" >>

SHIWU CHUANSONGDAI
Y
U JIAOBANJI

言归正传,口腔中的食物由吞咽活动被送到食管,这可是个相当复杂的活儿,由一系列急速的反射动作而实现,别以为一伸脖子就能完成。人类的咽部像一个十字路口,向上分别通往口腔和鼻腔,向下连接食道和气管。咽是一个交通枢纽,而会厌软骨则是个训练有素的"交警",吞咽时,"交警"会及时封闭通往鼻腔和气管的通道,呼吸暂时停止,喉头前移,食道上口张开,食团随后顺利地进入食道。

食道是一个长约25厘米的单行道,只允许食物顺着口腔到胃的方向行进。当食物即将到达食道末端的时候,胃的入口处一道暗藏玄机的大门,突然打开,一旦确保食物通过,又会马上关闭。这就是人类消化道中避免食物返流的第一个机关——贲门。食物就像闯进古代秘室中的探险者,只能前进没有退路,要想返回可不是件容易的事儿。

然而,当眼前浮现出一个奇妙美丽的宫殿时,每一个探险者都不会后悔刚才的踏入。当我通过贲门的瞬间,顿时觉得豁然开朗。和在食道中的憋闷拥挤形成强大的反差,胃像一个红色温暖的古老宫殿,胃壁好似粉红色的天鹅绒壁挂闪闪发光,纵横交错的胃壁肌就像宫殿屋顶上错落有致的房梁椽子,柔美地交织

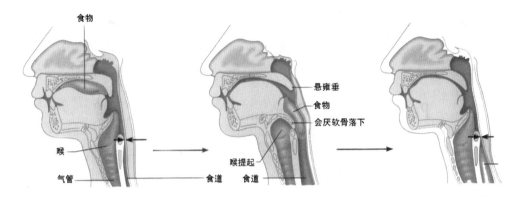

图中标注：食物、悬雍垂、食物、会厌软骨落下、喉、喉提起、气管、食道、食道

※ 人吞咽食物的过程

在一起，还不乏威严和力量。

食物进来之前，胃像一个泄了气的气球，干瘪猥琐，但是当它被撑满之后，就变成一个神气威武的大口袋。这个由肌肉构成的"人体食物处理器"负责把食物磨碎成细小的颗粒，它的分泌液——胃液——再对食物展开第二轮攻势，再经过收缩搅拌、挤压混合，直到食物变成一种称为"食糜"的稠浆，接着再靠胃的蠕动将食糜推出胃部进入小肠。

胃内层有3 000多个腺体，每天能分泌近7斤胃液。胃液的主要成分是盐酸，可以激活胃蛋白酶，帮助消化肉类食物中的蛋白质，把它变成人体的营养物质。如果没有胃液，人类就不能再享受鸡鸭鱼肉、鸡蛋牛奶这些可口美味了。大家别忘了，我也是血肉之躯啊，但多亏我有先明远见进入人体前穿上了防护衣，否则我也要和食物一起被胃液悄无声息地侵蚀、溶解，并被送进小肠吸收掉了。

牛肚和猪肚可都是人类的美食，可为什么人胃能消化牛肚和猪肚而不消化掉自己呢？这个问题可能不止困扰了我一个人，相信大多数人也心存疑虑吧！幸好，实地考察和样本检测帮了我大忙。原来，胃壁采

你知道吗

为什么饿过头反而不觉得饿了？

食物在胃中消化完毕后，胃液仍会继续分泌，这时胃已经空了，所以收缩会逐渐加强。空胃猛烈收缩的冲动通过神经传至大脑，就引起饥饿的感觉，我们称这种猛烈的胃收缩运动为饥饿收缩。

饥饿收缩是周期性的，在饥饿时胃的强烈收缩只不过延续半小时左右，随后也就进入平静期，再这么延续半小时到一小时，随着胃收缩的停止，饥饿的感觉也就消失。所以，等到饿过头以后，反而吃不下东西了。

取了多种保护措施来避免自己吃自己的惨剧发生。首先,胃能分泌一种黏稠的、胶冻状的黏液物质,覆盖在胃的内表面,防止胃酸和胃蛋白酶的腐蚀,把胃腔中酸性的胃液与胃的上皮细胞表面隔开。其次,胃内表面黏膜的上皮细胞,是一层紧密排列的特殊结构,从而形成了一道生理屏障,这种屏障可以阻止胃酸侵入,成为胃体的一个保护层。最后,胃壁上的黏膜上皮细胞在不断地分裂更新,旧细胞不断脱落,新细胞源源不断地生成。这就是保护胃壁不被消化的完美防线,只要黏液膜和胃黏膜生理屏障这两道"防线"健全,就能抵御胃自身的分解。这和人类表层皮肤的功能很像,表皮能隔离外部有害细菌,保护真皮,同时表皮的更新速度很快,新生的表皮及时补充不断破损的破旧表皮细胞。

胃就像一个敏感的少女,人类的喜怒哀乐都会直接导致它情绪的变化。当人们情绪低落、精神萎靡时,常常茶饭不思;而情绪高涨、心情愉快时,往往食欲倍增。胃肠功能的改变是人体情绪变化的"晴雨表"。那么,人的情绪变化又是如何影响胃肠功能的呢?我

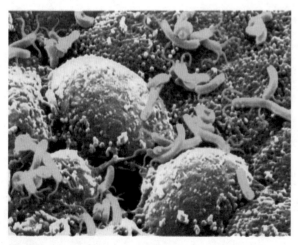

※ 最新研究成果显示,幽门螺旋杆菌是诸多胃病的罪魁祸首。

实地考察发现,当人极度紧张或时,胃肠道运动就停止了,胃酸分泌也几乎停止。如果午饭还没消化,晚饭又如期而至,就会引起胃胀和消化不良。长期如此,很多胃肠道疾病就会悄然而致。

在我考察的这个人类社会里,由于多数人类的寿命都不到100岁,时间是人类惜如珍宝的东西。

你知道吗

> **胃液是很强的酸**
>
> 因为胃液的主要成分盐酸，也叫胃酸，是一种酸性很高的物质，我们的胃液也呈酸性。
>
> 胃酸使胃部和小肠呈酸性环境，可以杀死随食物进入胃内的细菌，维持胃和小肠内的无菌状态。
>
> 酸性环境也能促成铁、钙以及蛋白质的充分消化吸收。

人们像绷紧的发条，一切都像电影里的快镜头，吃饭也不例外：满大街的快餐小吃，随处可见由于赶时间囫囵吞枣的所谓"上班族"。表面的热闹繁华下，却潜藏着人类多种束手无策的胃肠疾病。如果食物在口腔里咀嚼不充分，会加重胃的负担，而由于紧张导致的消化液分泌不充分更如雪上加霜。有的人由于工作、学习时间不规律，处于"饥一顿饱一顿"的生活状态；胃健康受到极大的威胁；有些年轻人总把零食当成家常便饭，破坏了胃液分泌的规律，使胃经常"打无准备之仗"，得不到合理的休息而"积劳成疾"。

此外，当今人类社会还盛行一种"减肥"现象，很多少女为了追求所谓的"窈窕身材"，拒绝各种美味佳肴，盲目节食，导致厌食、进食后呕吐、便秘、体重骤减，甚至最后连基本生活都没有力气支持下去。另外，我还对那些频频应酬的人深表忧虑，这样的生活固然光彩照人，但却给胃带来了极大的伤害。

虽然听起来胃是一个"劳苦功高的大忙人"，可实际上胃是内脏里比较悠闲轻松的一个。心、肝、脾、肺一辈子都不能停，可胃却可以不时地任性一下，遇到不喜欢的"朋友"就要要小姑娘的倔脾气。首先，油腻的脂肪是胃比较讨厌的"来客"。那天早上，

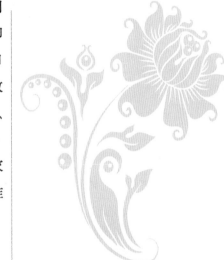

你知道吗

> **吃了止痛药，伤了胃黏膜**
>
> 关节痛病人服用的某些止痛药会引起急性胃炎甚至胃出血，如阿司匹林等。因为胃部会分泌一种黏液，保护胃黏膜不受酸性很强的消化液侵蚀，而止痛药却会抑制这种黏液的分泌，从而导致急性胃炎。

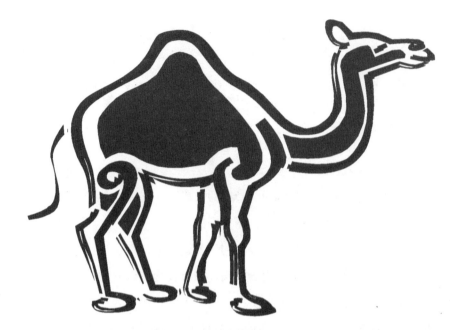

※ 暴饮暴食无法带给人骆驼般沉着高傲的。
悠闲自得

你知道吗

如何打好"保胃战"

饱餐之后不要立即睡觉。因为吃完饭后立即入睡，不但是导致肥胖的主因之一，也会导致消化不良。

清淡饮食。并不是完全不吃油腻的食物，而是合理摄取各种食物，让胃肠道消化运转时，不必一次承受过多的压力。

细嚼慢咽。减少粗糙食物对胃黏膜的磨损刺激。

小心药物副作用。

戒烟戒酒。

讲究卫生。杜绝外界细菌、病毒对胃黏膜的侵害。

我考察的这位小朋友恰恰吃了炸薯条、炸鸡蛋和奶油蛋糕，过多的脂肪使胃部蠕动明显减弱、放慢，这可苦了正在胃里实地考察的我，在胃里无聊地闲逛了一整天，直到快吃晚饭的时候，我才随着早饭被送进十二指肠，回头望望，午饭还静悄悄地堆在胃里。

虽然我不知道他是怎么吃的午饭，但我敢打赌，他肯定是贪吃了某种冰冷的食物——因为当时还被阻隔在胃里的我不由打了个冷战。后来我才知道他吃的是一种被称为"冰淇淋"的食物。没有哪个孩子不喜欢它，可它却偏偏是胃最害怕的"冷美人"，一杯"圣代"就能让胃的"体温"下降 10 ℃甚至更多，待胃重新暖和过来之前，一切都暂时停止了。其实这也没什么可怕的，如果胃没有什么要紧事要办，避避寒也没有什么大碍。

说胃像少女一样多愁善感，其实小看了它，胃很强壮，像一个威武健壮的武士。即使从口腔进入的食物会顺势捎进些脏东西也没有关系，因为胃液中的酸可以让几乎所有的细菌小命呜呼。但总会有些漏网的细菌，某些抵抗力强、对胃液有耐性的细菌就会侥幸逃脱，然后抱着"大难不死"的得意，到处"惹是生非"。

过去人类认为暴饮暴食和不规律的饮食是导致胃病的祸端，但是，澳大利亚学者巴里·马歇尔和罗宾·沃伦却提出了自己的独特见解。他们认为胃病的病因不应完全归咎于进食刺激性食物、胃酸分泌过盛、局部血管病变等，而是一种称为"幽门杆菌"的病菌在作祟；幽门螺杆菌可致溃疡病和胃炎，在胃病患者胃黏膜的幽门螺杆菌检出率高达 59%~77%；幽门螺杆菌广泛地分布在患者的口腔中、唾液、飞沫、共进晚餐的菜肴餐具上，可以说无处不在。这个发现革命性地改变了世人对胃病的认识，"胃病不传染"的传统观念也随之改变。同时这个发现也为两人赢得了 2005 年的诺贝尔医学奖。

你知道吗

胃切除后为什么还能消化食物？

如果把胃全切了，肯定会影响消化。但是胃的作用主要是"碾磨"粗食物和分泌部分消化酶，还有许多消化酶是由肝、胰所分泌的，而吸收食物主要在小肠里进行。所以，即使胃被全部切掉，流质或稀薄的半流质食物在小肠里照样可以被消化吸收。

不过，如果不是严重的胃癌，医生在做胃切除手术时会尽可能多地保留残胃。这样，残胃不用几年就会"再生"长大，几乎能达到以前一样大小，对消化食物影响不大。

📷 小／插／曲

"打嗝事件"

有件事我不吐不快。那天，我在胃壁内侧取了小样，想送去基地作实体分析。但是，想想我从口腔到这里的曲折经历，把小样送出体外可不是件简单的事！我正寻觅时机，突然觉得胃部一阵翻腾，一股强大的气压像龙卷风一样，从下而上冲向贲门的方向，随之带走零零散散的残渣，慌乱之中我紧紧地贴住一个食团以免被卷走，突然灵光一闪顺势把小样送进了气流，紧接着就听到上面口腔方向发出的一声巨响。在这个过程中，由于受到刺激，胃液腺不断涌出胃液，整个胃部都剧烈地蠕动翻滚，像地震海啸般的翻江倒海（不知人类是否知道，在貌似平静的肚子里，还有着这样激烈的一幕呢？）。不过暴风雨过后，周围的一切又迅速恢复了正常，就像什么都没有发生过一样。其实这个体内的壮观景象，就是人类称之为"打嗝"的活动。人类吃东西时会吃下空气，胃在消化过程中，也会产生气体，当胃部的气体增加时，就会形成一股气压，必须尽快释放，于是就发生了"打嗝事件"。直到现在我还在为自己当时的随机应变而洋洋自得，还在窃喜当时迅速准确的判断和灵敏的身手……

消化"功臣">>
XIAOHUA GONGCHEN

人的肚里真的可撑船

中国有句成语"宰相肚里能撑船",是指做宰相的人心胸宽广,很有涵养。其实,每个人的肚里都可以"撑船"。在人的肚子里,要数小肠最长了。它全长5~8米,能伸缩自如,通常都收缩在体内。小肠的内部都是皱折,大皱折中又有小皱折,其中还有许多突起。如果你小心翼翼地把小肠拉直,那么小肠内壁的总面积就有200平方米,相当于半个网球场,在上面放一条小木船,是绰绰有余的。

回顾这段消化道之旅,我此次胃部考察收获还是颇为丰富的。我发现,一般情况下,食物要在胃内停留3~4小时才能通过幽门——避免食物返流的第二个机关,进入下一站——小肠。

单论长相的话,小肠肯定要被叫做"丑八怪"了。在人的腹部,弯弯曲曲、皱皱巴巴地盘旋着一条8米左右的管道,人类统称为"肠子"。小肠长约5~7米,分为十二指肠、空肠、回肠三部分。它上接幽门与胃相连,下通食物残渣的排泄通道——大肠,是当之无愧的"消化功臣"。它可不像外表看上去那么难看,用显微镜仔细观察的话,你会发现活脱脱一个美丽的红色大草原。原来,小肠黏膜上有很多环形皱襞,上面生长着数不清的指状小肠绒毛,一阵气流吹过后,绒毛随着小肠蠕动,温柔而有节律地摆动着。我脑海中不由蹦出了远古人类的一段佳句:"天苍苍,野茫茫,风吹草低见牛羊……"——不过这里的牛羊却是从胃部拥来的食糜。

仔细观察小肠绒毛,我又有了新发现——原来它不是光滑的,每根小肠绒毛表面居然有一层微小的突起,人类科学家称它们为小肠微绒毛。说了让你大吃一惊——每一根个头并不算大的小肠绒毛上竟然有 1000~3000 根微绒毛！

可别小看这些不起眼的小个子，它们的作用可不一般。正因为它们的存在，小肠吸收养分的表面积，比平滑小肠管增加了 600 倍，几乎达身体表面积的 5 倍！如果没有它们的存在，小肠要达到 3 000 米长才能保证食物的充分吸收。

闲话少说，我们来看看这幅小肠绒毛的结构图。从图中我们可以看到，小肠绒毛襞很薄，而且其中富含毛细血管和毛细淋巴管，这又是人体消化吸收设计上的一大奇迹—— 一切为了容易消化吸收。除了大部分甘油和脂肪酸进入毛细淋巴管，经淋巴循环，最终进入血液以外，其余的各种营养成分都由毛细血管照单全收，直接进入血液，开始血液循环的旅程。据我估算（这有人类科学家的科研成果为证），被消化的食糜在小肠内停留时间较长，一般为 3~8 小时。这也从时间上保证了食物中营养成分的充分吸收。

你知道吗

肠子长度是身高的 4~5 倍

肠子到底有多长？有解剖学家认为，每个人肠子的长度都不一样，一般为身高的 4~5 倍。有趣的是，肠胃科医师进行肠胃镜检查时发现，高瘦的人，肠子比较松垮。

※ 小肠及小肠绒毛结构图

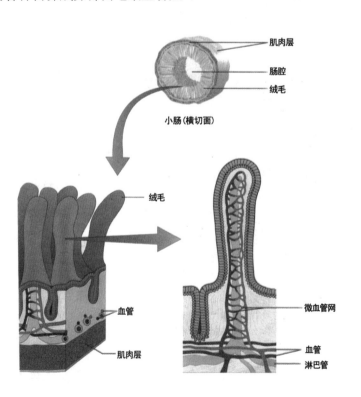

肌肉层
肠腔
绒毛

小肠（横切面）

绒毛

血管

肌肉层

微血管网

血管

淋巴管

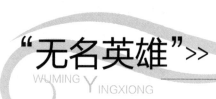

"无名英雄">>

WUMING Y INGXIONG

食物的进入，似乎是胰腺分泌胰液和肝脏分泌胆汁的信号，随着小肠有节律的运动，大量的胰液和胆汁加入人体的消化大军，帮助小肠把食物分解得更充分。含有各种消化酶的胰液作用非常强大，它除了可以把胃液里的酸中和掉以外，还能分解几乎所有的营养素：把淀粉变成糖；把脂肪变成脂肪酸和甘油；把蛋白质、多肽变成氨基酸；将DNA分解成核苷酸。不管你送进嘴里的是馒头咸菜，还是山珍海味，在胰腺眼里其实都是即将被加工的原料，而产物就是这些可以被小肠吸收的小分子。

但遗憾的是，生活中很少有人意识到胰腺所扮演的重要角色。没有胰腺的协助，人吃再多、再有营养的食物也会白白流失，而营养的缺乏、能量的不足会使人尝尽苦头，哪怕眨眨眼睛这样的基本生理活动也会使人精疲力竭。

如雷贯耳的胰岛素就是胰腺的一大贡献。葡萄糖提供能量，是人体各种活动的基础，但人体

※ 肝脏及胰腺"相偎相依"的器官示意图

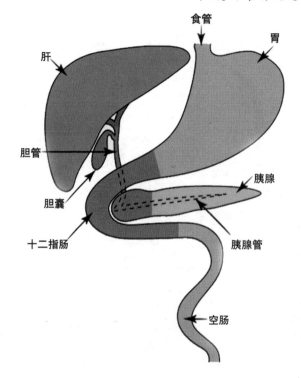

食管

胃

肝

胆管

胆囊

十二指肠

胰腺

胰腺管

空肠

对它的要求可是十分精确的，多一些、少一些都可能对生命构成威胁。而正是胰岛素控制着血糖含量的多少，使它保持正常水平。糖尿病就是因为胰脏不能正常分泌胰岛素而造成的，严重的患者甚至会面临死亡。

说到胰岛素，就不得不说一说被胰岛素指导的肝脏了。

人体的整个右上腹部都被肝脏占据着。成人肝的体积约为 $25 \times 15 \times 6$ 立方厘米，重1200克~1500克，是人体最大的实质性脏器。肝脏对血液里的葡萄糖浓度直接负责。如果人吃的糖全部都进入血液可不得了，那十来岁的小孩子就要和上年纪的糖尿病患者一样痛苦了。可是正常的人吃再多的糖也不会出什么差错，这就要归功于健康的肝脏了。当血液中的葡萄糖浓度升高时，肝脏就会启动"储藏柜"功能，很灵敏地检测并控制血糖浓度，并且还会把多余的糖转化成能储存的糖原储藏起来。肝脏真是个勤俭的管家，连剧烈运动产生的乳酸都难逃它的法眼，肝脏会把过多的乳酸转化成糖原储存起来以备不时之需。当人们饿肚子的时候，肝脏就来大显身手，它把储存的糖原变回葡萄糖，维持人类的活动。

肝脏不仅是个智能"储存柜"，还是个复杂的化学加工厂。它生产的胆汁中的上千种酶，作用和胰腺的产物平分秋色。各种营养物质在进入血液之前先经胆汁把关，待转化成绝对安全的成分后，再进入循环系统中。另外，肝脏如果发现多余的成分，还会采取相应措施，或者储存起来准备再利用，就

你知道吗

人体重要的"化工厂"——肝脏

肝脏的生理功能十分复杂，犹如一座巨大的"化工厂"。

肝脏是胆汁制造厂，每日不断分泌胆汁，帮助胃肠道消化脂肪，吸收脂溶性的维生素A、维生素D、维生素E、维生素K。

肝脏能合成蛋白质，并有脱氨与转氨作用，把氨合成为尿素经肾脏从尿中排出。

肝脏还能把碳水化合物、脂肪和蛋白质转变成糖元储存于肝内，以随时供给身体使用。

肝脏还参与内分泌的调节。

肝脏能制造纤维蛋白原、凝血酶原及各种凝血因子，帮助止血。

肝脏还是个"解毒厂"，代谢中产生的毒物或外来毒物，经过肝脏时都被分化瓦解。

肝脏又是个"过滤厂"，因为肝脏有吞噬和免疫的功能，能清除血液中的细菌、色素和其他碎屑。

肝脏的再生能力很强。在动物实验中，正常的肝脏被切除70%~80%后，仍继续开工不倒闭，而且过了6周又会再生到原来大小。但是，人的肝脏约需一年时间才能恢复到原来的重量。

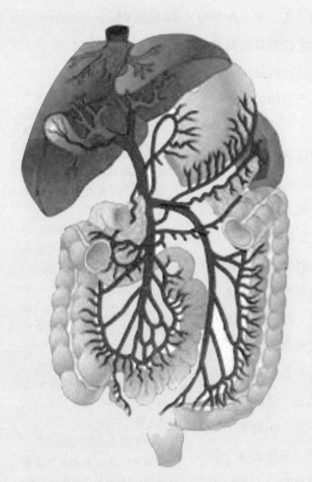

※ 肝门静脉循环图。肝脏不愧为一座巨大的"化工厂"。

像把葡萄糖转化成糖原；或者及时清除掉，就像多余的蛋白质会被转化成尿素送给肾脏处置。

其实，解毒才是肝脏最优名远扬的功能。一些对人体有害的物质经过肝脏的短时加工，立刻就会像驯服的野马，温顺地收敛起它的嚣张气焰。

这个很特别的静脉被称为"肝门静脉"，它的两端连接着两个毛细血管网。从下端腹部内脏毛细血管网汇总来的血液，经过门静脉，在肝脏内再次分散进入无数微小的毛细血管。经过肝脏的"加工""解毒"，这些"去污"后"成分安全"的血液通过肝静脉被送回心脏。

肝脏的作用如此广泛和重要，这使一些做过肝切除手术的人诚惶诚恐，害怕肝脏个头的减小会影响其储存、加工、解毒的各种功效。其实这种担心大可不必，肝脏的神通广大就体现在这里，即使80%的肝脏被切除了，"麻雀虽小，五脏俱全"，它仍然可以正常工作——这点人类科学家显然已达成共识。

肝脏"不健全"不会有大碍，但并不意味着如果它"不健康"也一切正常。人的肝脏一旦有了问题可非同一般，这就需要引起人的高度重视。脂肪肝和肝硬化使人们"闻风丧胆",很多原因都可能引起这样的疾病,饮食中营养不足、过度饮酒都会导致肝细胞的病变。所以,良好的饮食习惯、均衡营养的搭配,以及节制烟酒都会是人类重新唤醒一个积极健康的肝脏的开始。

胆囊是位于肝脏下面的一个黄绿色的小口袋,容量为30~60毫升。由肝脏产生的胆汁就储存在这个小口袋里,当消化需要的时候,再由胆囊排出。另外,胆囊还负责浓缩胆汁,黄色碱性肝胆汁中的大部分水和电解质,由胆囊黏膜吸收而返回到血液,留下的是胆汁中的有效成分。而且,胆囊还可以分泌黏液,保护胆道黏膜,不受浓缩胆汁的侵蚀和溶解。最重要的是,在进食3~5小时后,食物经过十二指肠,刺激十二指肠黏膜产生一种激素叫"缩胆囊素",可以使胆囊收缩,将胆囊内胆汁立即排入十二指肠,以助脂肪的消化和吸收。

你知道吗

胆的大小与胆量有关系吗?

正常胆囊长8~12厘米,宽3~5厘米,容量为30~60毫升。有人说胆与胆量有关,胆切除后,胆量就变小,这是完全无科学依据的。胆囊最重要的任务是帮助消化,和胆量的大小是没有关系的。

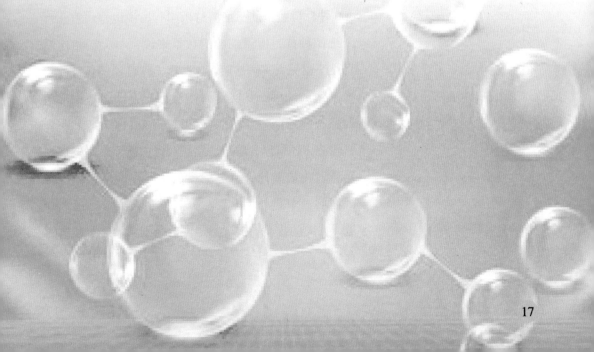

最后一站 >>
ZUIHOU YIZHAN

盲肠与阑尾是不是一回事？

盲肠是与小肠相连的大肠开始的一段，像个盲囊。它控制着小肠中已消化吸收过的食物残渣进入大肠，而不能返流，同时还有吸收水分、暂时贮藏食物、排泄代谢废物的功能。盲肠中的细菌还会制造人体需要的维生素B复合物、维生素K等。

阑尾则是盲肠内侧一个退化了的附属器官，没有什么生理功能，是多余的肠子。现在有的外科医生用它来修补尿道。由此可见，盲肠与阑尾是两段肠子。有人把患阑尾炎开刀说成是盲肠炎开刀，显然是说错了。一旦盲肠发炎，可不能像阑尾那样一刀切除了之。

介绍完肝脏和胰腺这两个不被重视、不经常被提及的"无名英雄"后，还要回到我的"肠道之旅"。小肠中的食糜经过消化吸收后通过回盲瓣进入"肠道之旅"的第二个阶段——大肠。回盲瓣的主要作用是防止粪从结肠返流入小肠，这就是避免返流的第三个机关。盲肠的尽头有一个至今功能不明的小家伙——阑尾，这兄弟俩长期以来相濡以沫，和平共处。

记得当我随着稀水糊样的食糜进入大肠的时候，险些吓晕了过去。这和小肠里的"红色草原"相差甚远！大肠里寄居着各种各样的细菌，粗略统计多达400种！口腔里的"细菌游乐园"虽说也寄居着几百个细菌种群，但就细菌的数量来说，与大肠相比简直是小巫见大巫。然而，这些靠人体已经消化过的食物维生的细菌，其实对人体没有伤害性，是正常菌群。这些细菌生产的酶，可以分解植物纤维素和食物残渣，还可以分解糖、脂肪和蛋白质，最终把食物残渣转化成粪便，从肛门排出。但在这里，我想告诉你们一个意外的发现，可能很多人类自己还不知道，人体的排泄物中含量最多的是细菌，而非残留的食物。

生活小常识——恼人的痔疮

痔疮，是人类长期直立而特有的常见病，有"十人九痔"之说。它是痛苦和麻烦的根源，又痒又疼还会肿胀，是肛门的头号敌人，因此这里提供几条建议来预防和治疗痔疮：

不要把卫生间当成图书馆，蹲厕所的时间过长会拉伤肛门括约肌而引起痔疮；

清洗肛门时不要涂肥皂，碱性残渣会刺激皮肤；

甘油和金楼梅乙醇溶液是治疗急性痔疮的良药；

对于严重的痔疮患者，冷敷能有效地缓解疼痛和肿胀。

人们往往把美丽的光环扣在小肠的头上，殊不知大肠还担负着一个性命攸关的任务，这就是回收水分。如果没有大肠内的滤水细胞，人体会迅速地脱水。食糜中的水分在大肠壁内回收，再经由毛细管道把回收的水分送至循环系统内。这个过程可需要些耐心，一般要经过十几个小时。

肠子和胃一样，它的运动也受人类情绪的影响，当人类发怒或者紧张时，强烈的情绪波动会使节律性的运动失调，或者使食物加速通过肠道，导致水分吸收不充分引起腹泻，或者使肠道蠕动停止。也就是说，当人生气的时候，肠子也会生气而停止工作。如果它罢工几天，食物不能分解吸收，堆积在肠子里不上不下，就会引起便秘，而长时间的便秘会引起很多疾病。所以，当人类处于紧张激动状态时，最好少吃东西，等自己的心情都好了，再正常进食。特别指出，食物中的纤维素在胃肠内不被消化吸收，它只能作为食物废料被输送到大肠，所以，进食富含纤维素的食物对于产生便意、正常排便是十分有利的。

📷 小 / 插 / 曲

等待龙卷风

"咕噜……咕噜……"直到我离开消化系统很久，这个声音还时常回荡在我耳边。放屁——这个连人类自己也难以启齿的活动给我留下了深刻的印象，当时的情景记忆犹新……

"咕噜……咕噜……"，随着肠子里的一个大气泡游过来，又一种奇怪的声音响起，同时还感到强烈的气压顶过来。鉴于在胃里经历过的打嗝，我总结出来经验，这一定是个带我出去的好机会！于是我等待着龙卷风的到来，任凭它把我卷走……

一分钟了解你的消化系统小结

食物提供肌肉所需的能量，以及健康细胞生长繁殖所需的养分。它们在消化道的不同部位，吸收利用的情况不同。

食物首先得在口腔里被咀嚼成细小的颗粒，在口腔和食道内，食物基本上不被吸收。

吞咽后，食物颗粒经食管进入胃，胃像个大袋子，里面很宽敞，等食物在这里集合后，胃就开始不停地蠕动、分泌胃液，混合搅拌这些小颗粒，食物在胃内吸收得也很少，只吸收酒精和少量水分。

接下来食物被送到小肠，小肠很长，在腹部弯曲盘绕，食物就像在一条弯弯曲曲的传送带上，凡是传送带经过的地方，都可以吸收食物中的营养成分，小肠是消化系统吸收的主要部位。营养混在血液里，然后被输送到全身的各个部位。

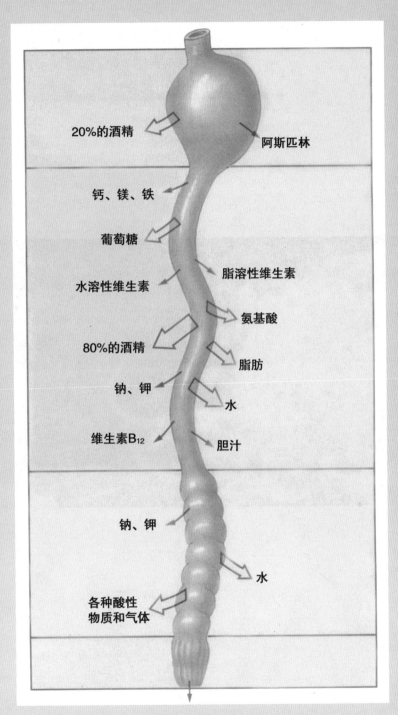

20%的酒精

阿斯匹林

钙、镁、铁

葡萄糖

脂溶性维生素

水溶性维生素

氨基酸

80%的酒精

脂肪

钠、钾

水

维生素B₁₂

胆汁

钠、钾

水

各种酸性
物质和气体

※ 消化系统各部位的吸收功能示意图

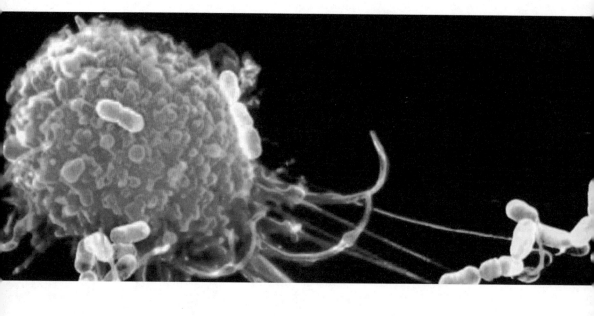

PART2

第 2 章

神秘美丽的
红色"天堂"

在经历过人体消化系统的惊险旅程，亲眼目睹了形态不同、成分迥异的食物最终转化成膏状粪便的全过程之后，我又不得不面对另一个难题：被吸收的营养物质是怎样供养全身 60 亿万个细胞的呢？我随着水分子进入了离我最近的一个毛细血管，惊喜地发现自己现在置身于一个热情欢快的世界，随着很多蹦蹦跳跳的红细胞向一个方向移动，透过半透明的血管壁还能隐约看到外面的景象，温暖柔和……

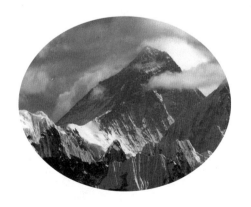

人体"高速公路" >>

RENTI GAOSUGONGLU

血液循环之旅让我经历了人体漫游中最难忘的一段美好时光，在这个旅程中，我随着血液的流动游历了人体的每一个角落，从末端的脚趾到顶端的头皮，从五脏六腑到皮下组织，整张网络完整、周到、覆盖全身。那种感觉时而如万马奔腾般畅快淋漓，时而又如小桥流水般细腻婉约，时而又像逆水行舟般踯躅不前。

其实，分支众多、看起来眼花缭乱的血液循环系统，经过简化就是下面这幅血液循环模式图。

人体内部是一个彼此相互依赖的系统迷宫，没有一个系统是独立工作的。血管像一个负责运输的高速公路，从"氧气加工厂"——肺——获得供应全身的氧气，从"能量加工厂"——消化系统——获取一切活动所需的营养燃料，在流动的过程中，血液把这些"货物"送至每一个细胞。货物的成分包括"食物"和水,但最重要的一项是氧气。

所谓"食物",是指人体各组织生存需要的营养成分,包括蛋白质、维生素、矿物质和脂肪等。不过,不同的组织细胞"口味"可大不一样,喜欢吃的"食物"有很大差异,所以血液中"食物"的种类多得惊人。有的细胞要吃某种微量元素,有的要吃某种维生素,有的要吃某种激素,还有的要吃葡萄糖、脂肪酸、氨基酸,或者有的仅仅想喝些水。每个细胞都像一个孩子,只是得不到它想吃的东西时不会哇哇大哭,它倒是干脆,直接死给你看。

当人做运动时,各个细胞也同时和人体一起"做运动",它们对各种"食物"的需求量都会急剧增加。要想满足它们的需求,血液"运输队"就要努把劲儿了,流动要加速,因此人会心跳加快、血压升高。而人在睡眠时,细胞也跟着休息,它们耗能减少,对"食物"需求量也不多,这时大部分的毛细血管都进入了休眠状态停止工作,皮肤上近90%的毛细血管都关闭,心跳也因此从约70次减少到50多次。

水是人体中含量最多的一种物质,约占人体体重的三分之二。令我感到神奇的是,似乎水对人也有"喜新厌旧的情绪",它"喜少嫌老",随着年龄的增长,水占人体体重的比例会逐渐下降:胎儿(三月龄)是90%、初生婴儿是80%、男少年75%、是成年男子是70%、老年男子是小于65%。水不仅是细胞的"生命之源",也是保证血容量和血压的重要因素,人喝的水在进入消化系统以后,可以"轻松愉快"地透过上皮细胞进入血液。不过人们大可不必为水把血管"撑坏"而担心,因为多余的水可以通过尿、汗和呼出的废气排出体外。

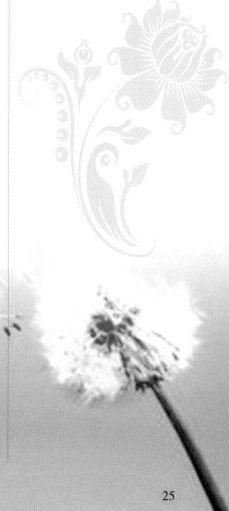

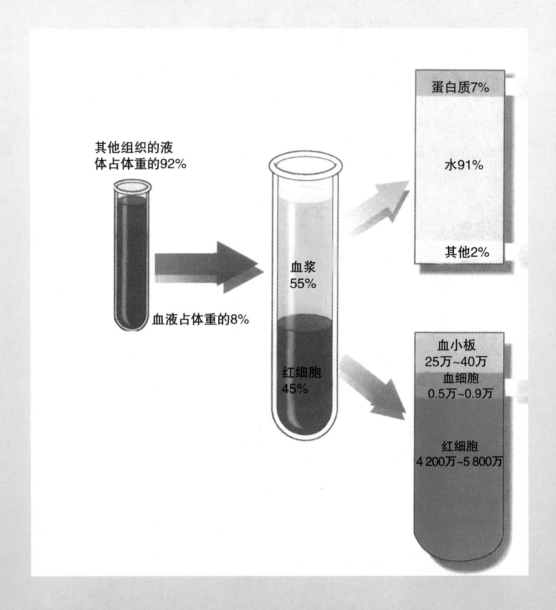

其他组织的液体占体重的92%

血液占体重的8%

血浆
55%

红细胞
45%

蛋白质7%

水91%

其他2%

血小板
25万~40万
血细胞
0.5万~0.9万

红细胞
4 200万~5 800万

※ 血液的构成。血液由血浆和血细胞组成，而血浆中 90% 以上的成分是水。可见水对人体是多么重要，没有水，生命最重要、最基本的 "河流" 就会干涸。

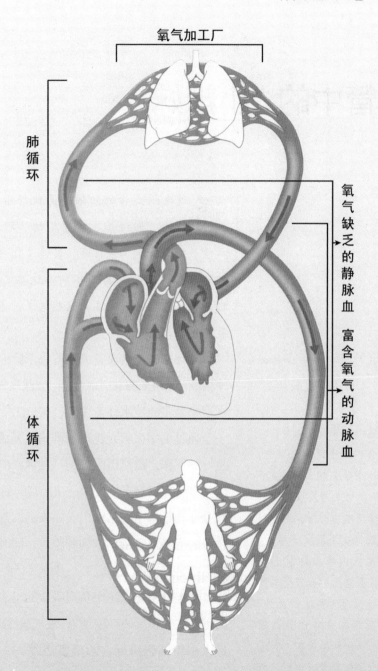

氧气加工厂

肺循环

体循环

氧气缺乏的静脉血 富含氧气的动脉血

※ 血液循环模式图。上部就是肺循环，在肺脏里，富含氧气的空气神奇般地把污秽的静脉血变成新鲜的动脉血；下部是通往全身各个组织器官的体循环，精力充沛的动脉血孜孜不倦地"喂养"着每一个细胞，自己却逐渐暗淡下来，变成静脉血。

血管中的"小辣妹" >>

XUEGUANZHONG DE XIAOLAMEI

你知道吗

为什么碰伤的皮肤处会有乌青块?

毛细血管遍布全身,它们的管腔细小而管壁很薄,经不起外界压力。那些皮下脂肪少、骨头与皮肤紧贴的地方受到碰击的话,由于缺少厚软的皮下脂肪作缓冲,皮下组织内的血管就会破裂,这些流出的血液受到皮肤的阻挡而无法流到体外,只能聚集在破碎血管的周围。由于皮肤的遮盖,再加上瘀血渗漏到邻近组织,所以看上去便成为青黑色了。这就是乌青块形成的原因。

通过毛细血管的红细胞是执行输送氧气具体工作的"搬运工",它们的"职责"就是运载尽量多的氧气和二氧化碳,具体工作内容还会随"工作地点"的变化而有所不同。这些"搬运工"任劳任怨、一刻不停地重复着这些构成人体"钢筋铁骨"最基本的工作。

在肺部,毛细血管缠绕着每个肺泡,这是一个效率极高的、用来卸载二氧化碳、装载氧气的"发货点"。在这个紧张的流水作业中,"搬运工"们排着队一个一个通过毛细血管,迅速而准确地完成"装货""卸货"的工作。虽然历时仅约一秒钟,但在这一秒钟发生的事情却正是支持人体一切活动的根本。"搬运工"从身体其他各个"站点"收集来的二氧化碳,透过薄纱般的毛细血管壁扩散到肺泡内,同时氧气从肺泡跳进毛细血管,被"搬运工"背走,运向全身各处。

在经过消化系统中负责吸收的组织细胞中,看到的则是完全相反的一幅景象。氧气毅然离开"搬运工",进入组织细胞执行它的重要使命——供细胞呼吸代谢,同时细胞燃烧后产生的二氧化碳被替换下来,由"搬运工"尽可能多地打包拖走,运向肺部释放到体外。此外,其他营养成分在这时从细胞中扩散到血液中,顺着血流寻找自己的"归宿"。全身60亿万个细胞受到同等的待遇，一个都不会被忽略。

纵横交错的血管中流动着火红热情。成分复杂的血液，里面除了有火红饼状的红细胞、"吃"到异物后变得形态各异的白细胞，还有非细胞的"小块头"血小板以及各种其他可溶性的糖、盐类、酶、胆固醇等成分，它们都被血管中的"传送带"——血浆承载着。

说到红细胞，它可是血液中"人口"最多的"公民"，也是公众眼中"光彩夺目"的"大美人"。它体内含有血红蛋白，所以全身散发着热情、奔放的红色，这使血液也充满激情，火红的颜色和它那"湍湍急流"相互配合呼应，欢快地跳跃着。说它是"大美人"，还略含着对它的"敬仰赞美"之情呢！因为它可是血液成分中占有重要地位的"大姐大"，担负着运输气体的重要使命。红细胞运输氧气的能力超过血浆"孤军奋战"的70倍；有了红细胞的参与，从组织细胞的"废料堆"里"卸下"二氧化碳的能力也增强了18倍。它如果出了毛病，事情可非同小可。人如果吸不到氧气，后果可想而知，一切

※ 图2-7 肺泡、组织细胞的气体交换图

肺泡周围："搬运工"（红细胞）正努力把二氧化碳从身上卸下来，装载上尽量多的氧气，又匆匆踏上征途继续工作。

组织细胞周围："搬运工"给各个"人体加工车间"（组织细胞）提供充足的氧气，同时把它们的生产"废气"（二氧化碳）托运走。

你知道吗

哪个器官制造了血液？

人体不同时期的造血器官有所不同。1~2个月的胎儿，其造血细胞来源于卵黄囊，故卵黄囊为其造血器官。2~5个月的胎儿，肝脏、脾脏、淋巴结开始造血，取代了卵黄囊的造血作用。胎儿从第5个月开始出现骨髓造血，胎儿后期出现胸腺造血。婴儿出生后主要是骨髓造血，脾脏、淋巴结及淋巴组织也造血，但只产生少量的单核细胞、淋巴细胞。成人的造血器官就是骨髓，而且是红骨髓。黄髓不能造血。

嗜中性粒细胞　　嗜碱性粒细胞　　嗜酸性粒细胞　　淋巴细胞　　　单核细胞　　　血小板

※　各种血细胞

活动免谈，生命告急；同理，细胞得不到氧气也自然啥活都干不了，只能等着"断气"了。

其实红细胞的"身材"用当今的眼光评判可不算窈窕，它是扁圆形的，像一个飞碟，但和飞碟不同的是它周边厚、中心薄。如果把这个形状和正方体、长方体、立体多边形、圆形做一个比较，你会惊讶地发现它的奇妙之处。它的表面积与体积之比较其他形状都要大，这个"良苦用心"是为了尽可能增多和气体的"亲密接触"，再加上这种形状的中心到细胞表面的距离较短，气体进出细胞更加方便直接，这让红细胞更快地接纳、送出氧气分子，吃得越"饱"，工作效率自然提高得越多。这就好比人类炫耀战斗实力的航空母舰，承载的战斗机等武器越多，航空母舰的战斗力也越强。

大多数红细胞都是具有强大携带氧气能力的红细胞，然而偏偏却存在一些对氧气承受能力不强的红细胞——镰刀型红细胞。因为含有"不健康"的血红蛋白，当它们缺氧的时候，就会变成"苗条"的长镰刀型。这可不单单是"追求苗条"的小问题，长镰刀型的红细胞最喜欢"扎堆儿"，堆积在一起就会阻塞血液流通，从而引起各种不适症状，严重的还会产生溶血现象，引起严重贫血而导致死亡。

虽然大部分时间里，红细胞"成群结队"，一

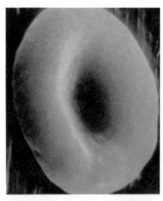

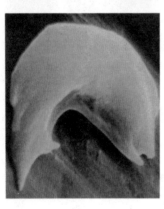

※　健康饱满的红细胞和它生病的姐妹——镰刀型红细胞。

起"漂洋过海",但在人体复杂的地势中,它们却免不了经常会遇到比它们的"腰围"还要窄得多的"小路"——毛细血管。不过这可难不倒号称"江湖大姐大"的红细胞,它有一套"独家绝活"——缩骨功。要挤过这些"小路"的时候,它会发生卷曲,极富弹性地缩小成能通过的粗细,在通过后又会恢复原状。

除了这个"绝活",还有个"独一无二"的特点更加巩固了红细胞在人体中的特殊地位——它是人体中唯一没有细胞核的细胞。由于没有细胞核,红细胞不能自身代谢,随着一次次卸载工作的完成,它的生命也在慢慢逝去,因此红细胞的生命一般只有120天。仅在人类眨一眨眼大约1秒钟的功夫,就有近120万个红细胞走到了生命的尽头,这些不能再继续为人体这个大机器"增砖添瓦"的碎片,很快就会被血液中的"清道夫"——巨噬细胞(后面的白细胞部分有介绍)吞噬掉。或许这个数字会令很多人大跌眼镜,但不要担心,在衰老的红细胞结束它们生命的同时,还会有一批同等数量的红细胞"新生儿"在骨髓里诞生。但是,同样身为红细胞家族的鸟类红细胞,却拥有一个正常的细胞核。

你知道吗

哪种血型者患高血压的比例高

白求恩医科大学预防医学院流行病学教研室宝罗聪教授等人在长春市居民区作了高血压病与AB血型关系的流行病学调查研究,他们发现,AB血型者高血压患病率明显高于其他三型。这可能有三方面原因:

一是与遗传有关。AB血型者血清中无抗A、抗B凝集素,缺少这部分保护作用。

二是与性格有关,AB血型者性格更易趋向于精神紧张状态。

三是与血液流变学有关。即各血型对血液黏度和黏滞诸因素的影响。致使疾病易患者在各血型间产生差异。

📷 小/插/曲

"百变公主"

当我和从心脏方向游过来的红光满面、精神饱满的红细胞一起,蹦蹦跳跳地通过一条条血管,再不断地进入一个个分支时,欢快、热情充满了全身。岔路越来越多,道路也越来越窄,直到进入了只容许"一人"通过的毛细血管,我才不得不安下心来,把自己变小,和红细胞排着队,一个一个地通过。本来我是很担心红细胞挤不过去的,因为它圆滚滚的身躯着实比眼前这个"小路口"大了近10倍。但它却从容不迫地,把自己变成尖头→细腰→小脚的"百变公主",而刚刚通过后就能恢复原型,重现"丰满富态"的风采。这可叫我愣了半天神儿……

"杀手"世家 >>

SHASHOU SHIJIA

嗜碱性粒细胞

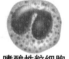
嗜酸性粒细胞

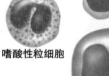
淋巴细胞

嗜中性粒细胞

单核细胞

※ 兄弟姐妹众多的"白细胞大家族"。

白细胞可以说是"一红细胞之下，万其他细胞之上"的"重要人物"，与其说它像一个维持血液"安全秩序"的警察，在整个血管网络的"免疫大战"中抵御外来物的入侵，不如说它是一个经验丰富、判断准确的猎人，专司捕杀"入侵"的细菌和病毒。

"和平时期"的白细胞长得都差不多，与红细胞的姿色相差甚远，其貌不扬，没有颜色，胖胖的呈圆球形。但它却不像红细胞一种"身材"终其一生，一旦它"虏获"了敌人——细菌、病毒或其他异物，并把"战俘"包裹在自己体内的时候，它就会表现出各种不同的形状。从这个角度来说，它的"戎马生涯"的确比"搬运工"红细胞更加灿烂辉煌。

白细胞的"人口"密度大约是 4 000~10 000/mm³，平均为 7 000/mm³。这个数量水平很关键，不能太高也不能太低。一方面，白细胞"人口"过剩，如突然猛增到 10 万以上时，会引起令人类束手无策的白血病；另一方面，白细胞数量如果显著减少，以致降低到 2 000/mm³ 以下时，人体抵抗外界物质侵扰的能力就会非常薄弱，很可能会出现高热、乏力、感染，抵抗力会下降，严重时还会危及生命。

根据细胞质内有没有特殊的颗粒，白细胞可以分成两个大家族——粒细胞（颗粒白细胞）和无颗粒白细胞。粒细胞根据其不同颜色的"制服"，又可以分成三个"小分队"：嗜中性粒细胞、嗜酸性粒细胞、嗜碱性粒细胞。而无颗粒细胞包括单核细胞和淋巴细胞。这些成员的名字不同，它们在防御保护过程中的职责也自然有所不同，当人体免疫系统对"外来入侵"的细菌病毒开战的时候，它们会"各司其职"，组成一道完美的防线。下面我就向大家讲述一下配合周密的"老猎人们"对人体"入侵者"进行捕杀的详细过程。

当"入侵者"在"目标星球"——人体细胞登陆后，就开始利用这个星球上的资源繁殖后代，随着"入侵者"及其毒害的增多，被感染细胞表现出现异常病状，在它的表面会呈现出"被侵犯"的特征。这个特征就像一个"无线通信塔"，它告诉外界"侵犯"其"领土"的"入侵者"的具体信息，这样它们就能被专门捕杀"入侵者"的"老猎人们"及时发现。

你知道吗

"板蓝根"可能杀死白细胞

板蓝根具有清热、解毒、凉血的功效，对多种疾病都有良好的预防和治疗效果，如流感、流脑、腮腺炎、肺炎、肝炎等。虽然板蓝根的毒副作用很小，它却并不是百分百的"安全药"。

在肝脏解毒能力下降时，长时间大剂量使用板蓝根，就会引起蓄积中毒，造成白细胞减少、消化系统和造血系统损害等后果。

你知道吗

哪些人的子女要警惕白血病？

白血病多发于少年儿童，最近上海市肿瘤研究所的一项研究成果揭示，儿童白血病的发生除了与本身服用氯霉素有密切联系外，与其父母的职业暴露也有关。

上海市儿童白血病的发病率约占其儿童恶性肿瘤总数的35%。父母的职业暴露是其发病的重要原因之一。研究发现，父母如果从事汽油、甲苯、煤油、农药等暴露性职业，可导致父母的生殖系统受损；孕期母亲的职业暴露，可导致一些有害物质突破胎盘障碍、损害胎儿；哺乳期父母的不洁工作服直接接触婴儿，也会造成伤害。

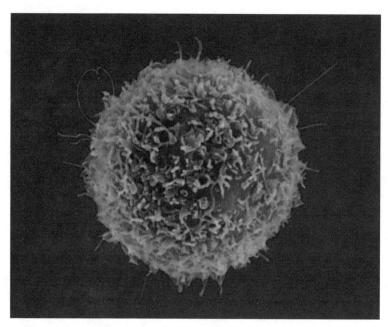

※ 电子显微镜下神气的"B族猎人"——B细胞

淋巴细胞是白细胞中的一个大的"捕猎部落",数量约占白细胞总数的1/4,它在免疫反应中是不可或缺的"人物"。其实在这个"部落"内部还有两种分工不同的细胞,分别是T淋巴细胞和B淋巴细胞,我们暂且叫它们"T族"和"B族"。"T族猎人"主要出现在细胞免疫反应的"狩猎场"上,而B淋巴细胞主要参与体液免疫反应的"捕猎"。

被感染的细胞上发射特殊信息的"无线通信塔",能被专门识别这种信息的"T族猎人"发现并将其捕获。这种"T族猎人"可算非常厉害,它直接破坏被感染细胞来杀死里面的"入侵者",因此人类叫它"杀伤T细胞",我送它绰号"杀伤猎手",简称"杀手"。据说"杀手"杀死被感染细胞的手段极其残忍,首先它和被感染细胞的膜质结合,形成分子孔道,就像人类社会中出现的连体婴儿,皮肤连在一起,内部相通。然后,"杀手"向被感染细胞注入一种叫做"穿孔素"的"毒药",它会削弱细胞调节自身稳定的能力,这种毒药的最终结果就是使被感染细胞和"入侵者"同归于尽。

别以为"T族猎人"和"B族猎人"各自为营,

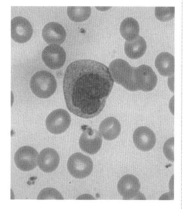

※ 在红细胞面前,"能者多劳"的单核细胞的确显得"魁梧"很多。

其实离开了谁，另一方都难逞英雄。"B 族猎人"一旦遇到"猎物"，在自己的表面也会形成一个"发射塔"发射具体"猎物"的信号，不多久，另一类"T 族猎人"——TH 细胞就会及时赶到，它能就像一条导火线，一旦被激活，就会释放一种物质，促进专门捕杀这种"猎物"的 T 细胞和 B 细胞的迅速增殖。这些淋巴细胞不断增殖，一直持续到"猎物"的消失。

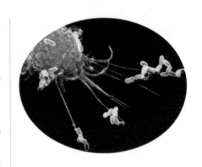

如果说"战斗"过后应该"论功行赏"，那血液可不算一个好的部队。猎物被全部消灭后，参加"战斗""英勇杀敌"的淋巴细胞完成了使命，为了维持正常的血液成分水平，它们大部分都会在之后的几天内毫无怨言地默默死去。剩下的一小部分"T 族猎人"和"B 族猎人"，还会继续留在血液里一丝不苟地"巡逻"，这就是"记忆细胞"，他们是血液中的永久性"居民"，随时准备对付再次出现的相应"猎物"。

※ 位于红细胞中央的就是"噬中性粒细胞部落"中的一员。

另一条消灭"入侵者"的途径是抗原—抗体反应。"B 族猎人"收到"无线通信塔"的特殊信息后就会立刻开始行动。它首先分泌大量的可溶性抗体——大约一个细胞 1 秒钟就能分泌 2 000 个抗体，这些抗体找到"入侵者"——抗原——后死死盯住并紧紧抓牢。这时，另外三族"猎人"——单核细胞、噬中性粒细胞和噬碱性粒细胞——就要登场

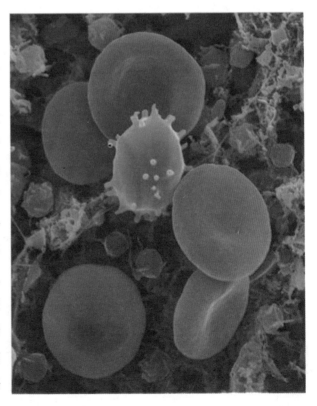

了，它们负责把抗体—"入侵者"联合体——抗体—抗原复合物吃掉。

第一个要隆重介绍是"单核细胞"。按个头排，它可算是血液细胞中的"老大"了，它虽然数量不算多，只占白细胞总数的5%左右，但可是个能干的"多面手"，它对肿瘤细胞有独特的识别和杀伤能力，还负责清除受伤、衰老的细胞及其碎片。更重要的是，它在免疫反应中有出色的表现——它可以变成巨噬细胞。这是一个表面凹凸不平，满身棘突的"丑八怪"，单凭"巨噬细胞"这个名字，就足以让一切体内的"入侵者"闻风丧胆了，它可以吃掉一切形迹可疑的分子，包括抗原—抗体反应中被抗体"绑住"的"入侵者"。

另外两个是噬中性粒细胞和噬碱性粒细胞。噬中性粒细胞可是白细胞中最大的一个"捕猎部落"，拥有占白细胞总数60%以上的"子民"，它可以直接对抗"入侵者"，尤其是急性化脓性细菌的"克星"。它经常穿越血管，前往"炎症战场"的第一线，把"入

一分钟了解你身体中的白细胞

白细胞的主要功能是通过吞噬、消化及免疫反应，抵御外来微生物对机体的损害，实现对机体的保护。

中性粒细胞具有活跃的变形能力、敏锐的趋化性和很强的吞噬及消化致病微生物的能力，是吞噬微生物病原体的主要细胞。

单核巨噬细胞的主要作用是吞噬消灭病毒、疟原虫和结核分枝杆菌等致病物；识别和杀伤肿瘤细胞；识别和消除衰老受损的红细胞、血小板；吞噬逸出的血红蛋白，并参与体内铁和胆色素的代谢。此外，巨噬细胞还能产生细胞团刺激因子，调节粒细胞等血细胞的造血过程。

淋巴细胞是人体免疫功能的主力军，又可分为T淋巴细胞和B淋巴细胞两种。T淋巴细胞主要执行细胞免疫功能。异物抗原经巨噬细胞吞噬处理后，将决定异物特异性的抗原物质传送到T淋巴细胞，激活T淋巴细胞。T淋巴细胞能破坏具有这种特异抗原的异物。B淋巴细胞主要执行体液免疫球蛋白功能，能识别、凝集、溶解异物或中和毒素。

所以说，白细胞是名副其实的人体"卫士"。

侵者"包围吞噬。因此，体内有炎症时中性粒细胞的数量就会增多，一旦其数量大幅度降低，相当于战争中的主力部队崩溃，细菌就可以毫无阻碍地"为所欲为"，人体因此发生感染的几率就会猛增，很多受外伤的人就是因此而丧命的。嗜碱性粒细胞可以算是数量最少的白细胞成员了，只有不到总数的百分之一，但它同样会在抗原－抗体反应中"崭露头脚"。

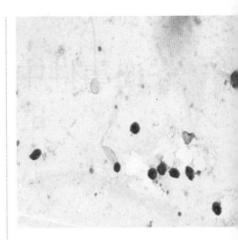

还有一种白细胞不能不提——嗜酸性粒细胞，虽然它的数量很少，只占白细胞总数约1%，但它却担负着一个不可忽视的职责。它可以对抗组织胺，减轻过敏反应的症状及其对人体的危害。组织胺是个令人类苦恼的物质，它是很多过敏反应的根源，荨麻疹、湿疹、哮喘等都是它引起的；它还会导致血管的通透性增加，"放行"一些物质到血管外，使血浆渗透到组织中而导致水肿，但人体细胞中却也不能缺少它。嗜酸性粒细胞就是这些患者的"贴心小护士"，它尽己所能的缓解组织胺带来的痛苦。

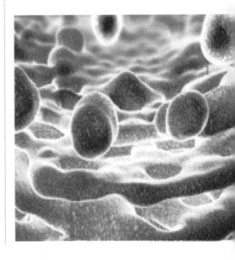

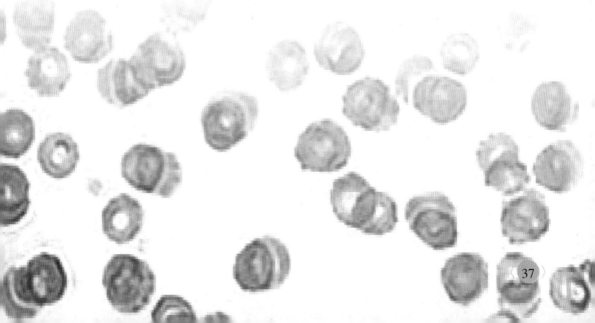

失血事件中
的"补丁" >>

SHIXUE SHIJIAN
ZHONG DE BUDING

大名"凝血细胞"的血小板是血液中不可或缺的角色，长得像扣在一起的两个高盘子，它的"个头"比其他血细胞小得多，寿命也比较短，只有7~10天，但是它的数量非常多，正常人每升血液中有100~300×10(9)个血小板。千万不要小看这个小不点，它的本领可高啦！人体哪个地方的皮肤破了，就会有红色的血液渗出，而这些渗出的血液，很快又会凝成一团，堵住划破的地方，这就是血小板对

你知道吗

为什么伤口愈合时会觉得痒？

人的皮肤分为多层，在表皮的最底层，有一层细胞叫生发层，这层细胞的生命力很强，能不断地生长繁殖，愈合一些浅伤口而不会有痒的感觉。但对于范围比较大或损伤比较严重、深达真皮的伤口，在愈合过程中会有一种新的组织（结缔组织）补上去，即从伤口里长出来的肉芽。由于结缔组织里的血管特别密，在快速生长时很容易刺激和它们挤在一起的新生神经，从而产生痒的感觉。

一分钟了解你的血液成分

如果把一滴血液放在显微镜下观察，就会发现血液中有红细胞、白细胞和血小板，除了这些"有形成分"外，还有一部分是"无形成分"组成的血浆。

红细胞专门负责运输氧气和二氧化碳。血液里含有大量的红细胞，它和其他的细胞一样，由体内的骨髓产生，主要由血红蛋白组成，这是一种含铁的蛋白质。因为含铁，所以血液的颜色是红色的。

白细胞可分为两类，一类有很强的变形运动和吞噬异物的能力，能直接杀死细菌，在人体内起重要的保护抵御作用，可减轻过敏反应，并有杀伤寄生虫的本领。另一类有较强的变形运动和吞噬功能，进入结缔组织内能分化为巨噬细胞。

血小板的形状很不规则，具有凝血功能。

血浆包括各种矿物质、糖类、脂类、蛋白质、激素、酶和维生素等。

伤口做抢救工作的结果。血小板是专门负责处理 "失血事件" 的 "飞虎队"，不论刀伤、擦伤还是枪伤，人体任何一个地方发生 "失血事件"，成千上万的 "队员" 都会在第一时间出现在 "现场"，奋勇补救。

其实，这些飞虎队一旦从血管里流出来，就立即 "粉身碎骨"，用它们自己的生命换来伤口的愈合。它们放出的血小板因子和血浆凝血致活酶原，在钙离子的帮助下，经过一系列的相互作用最终转变成凝血酶。血浆中的纤维蛋白原也变成网状固体的纤维蛋白，它可是人体中的 "水泥"，很快地凝固成一根根又细长又长的纤维，这些纤维再相互交错、重叠，终于堵住了 "决口"，使血液不再往外流。经过血小板因子、凝血酶以及纤维蛋白的共同努力，局势就能得到及时的控制，过几天，伤口就自然凝结成了坚硬的痂皮。接下来的时间，后续大部队将慢慢对 "现场" 进行恢复和重建。所以，如果没有血小板，哪怕牙龈出血这样的小伤口也可能会令人类丧命。

※　这就是负责 "失血事件" 的 "飞虎队"，它每一次都在最短的时间赶到 "伤口现场" 投入工作。

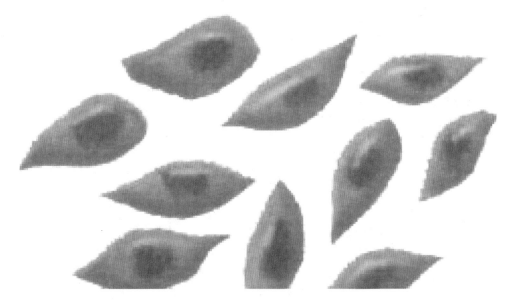

人体内的
"永动机" >>

RENTI NEI
DE YONGDONGJI

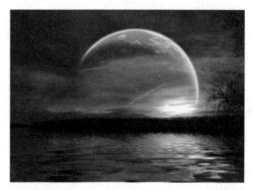

※ 神秘而美丽的地球。人体血管全部连起来足以绕地球两周半。

你知道吗

登山、跑步有利于心脏健康

　　登山、跑步等剧烈运动会使心脏跳动加速，似乎加重了心脏的负担，其实对心脏是很有好处的。心脏正是需要一定的负荷才能增进健康，因为心脏加倍工作的同时，供应心脏本身需要的冠状动脉的血流量大大增加，心肌本身也得到更多的养料和氧气的供应，心肌就在这种"多劳多得"中不断增强。

　　人体需要的氧气和营养，通过血液才能输送到全身各个组织和器官；同时，各个组织器官在新陈代谢中产生的废物和二氧化碳，也由血液收集和运送到有关器官，然后排出体外；人体的任何部位被刺破了，都会流出鲜红的血液。可见血管是纵横交错、密密麻麻地布满了人的全身。我对一个四口之家的爸爸的身体进行了测量，说起来连自己都不敢相信，身高一米八的爸爸身上的血管，大大小小竟有 1 000 多亿条，如果把它们首尾连接起来，竟有 15 万多千米长。Wisdom 星球人曾对地球进行过测量，绕地球一周刚好是 4 万千米。也就是说，人体血管的长度可以绕地球两周半。

　　全身血液 24 小时流过的长度，比中国长江、黄河的长度之和还要长 20 多倍，也就是说，一个红细胞一天通过的路程是人类国际马拉松赛道全长的 6 000 倍！然而血液的流动可不是自发进行的，那么，是什么拥有如此强大的力量，可以推动全身的血液旋风般迅速地、永不停歇地游遍全身各个角落呢？这就是人体内的"永动机"——心脏。

　　说心脏是"永动机"一点也不夸张，心脏是一个强壮的、不知疲倦、努力工作的"强力泵"。如果按一个人心脏平均每分钟跳 70 次并且寿命是 70 岁计算的话，那么一个人的一生中，心脏就要跳动近 26 亿次！心脏之于身体，如同发动机之于汽车。发动机坏了，就说明汽车报废了。同理，一旦心脏停止跳动（一般如果超过 8 分钟还不能恢复跳动，那就意味着），一个人的生命就终止了。然而，也曾发生有人心跳停止 40 分钟又"起死回生"的奇迹。

据我的追踪，发现人体血液循环规律的是一个叫做哈维的英国医学家。他说："太阳是世界的心脏，心脏是人体的太阳。"可见，心脏是多么重要。由于心脏的跳动，血液才能源源不断地输往全身。那么，血液在人体内循环一周需要多少时间呢？心脏送出来的血液，经过大动脉、中动脉、小动脉，流到全身的毛细血管，然后又经过小静脉、中静脉和大静脉，再返回心脏。按这个顺序，血液的旅行速度是非常快的，在体内循环一周只需要 20 秒钟左右。

心脏是人体的核心。人们常说心跳、心悸、心痛、心碎，其实心脏只会做一种运动——压缩舒张。心脏由四个"小房间"构成，并以上下两个"小房间"一组形成独立作业的管道。在自动的、有节律的压缩舒张中，一个管道负责把血液推至肺吸取氧气，另一个则负责把血液推至全身各处供给氧气。

心脏左半部分的管道负责把血液输送至全身，上层房间叫"左心房"，下层叫"左心室"。左心室部位的肌肉是心脏中力量最大的，除了妇女

你知道吗

心脏产生的巨大能量

每天人体内心脏跳动产生的能量，足以把 900 千克重的物体升高 1 米。人从出生到 50 岁的时候，心脏跳动所产生的能量已能把 100 颗最重的人造卫星送入地球轨道。

心脏巨大的能量可以推动血液的迅速流动循环，20 秒钟就可游历全身一遍，按这个速度计算，血液在一小时内可循环 180 周，一年是 1 576 800 周。如果一个人活 80 年，那么，血液共在体内循环 126 144 000 周。

你知道吗

从耳垂皱纹中可以发现心脏病

美国芝加哥大学医疗中心药物学家威廉·埃利奥特的研究显示，耳垂上有皱纹的人患心脏病的可能性是没有这种皱纹者的8倍。

美国佛罗里达州病理学家加里·D.坎伯兰认为，耳垂皱纹与心脏病的关系可能是由于失去弹性蛋白而引起。这种蛋白在体内能使血管扩张和收缩，使血液流动能够随时发生变化，特别是在运动期间。他猜测弹性蛋白的丧失可能引起心脏以及耳垂形状发生变化。

※ 珠穆朗玛峰。假如一个人始终处于安静状态，那他一生中心脏泵血所做的功也足以将3万公斤重的物体举到珠穆朗玛峰了！

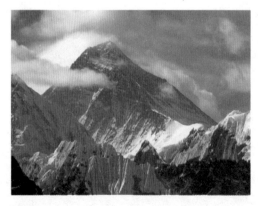

分娩时收缩的子宫肌肉，它也是全身肌肉中的"头号大力士"，它的压缩力足以把血液压至全身各个部位，历经15万公里。

一个重量仅为300克的心脏，它的作用却是巨大惊人的，一个人即使按安静状态来计算，心脏每分钟约跳70次，每次泵血70毫升，则每分钟约泵5升血。如此推算一个人的心脏一生泵血所做的功，大约相当于将3万公斤重的物体向上举到喜马拉雅山顶峰所做的功！为了保证这个"永动机"能保持良好状态以完成繁重的工作，需要有足够的氧气、葡萄糖等能量物质来保证它的健康。

而这些氧气和营养物质主要通过左右两侧的冠状动脉来获得。因此，如果冠状动脉血管变得敏感脆弱，萎缩变细，就容易被阻塞，人类的医学术语把这种症状叫做"冠状动脉粥样硬化"。这个病会直接导致心脏的"营养不良"，血液供应量减少，心脏自然"体力不支"，从而使人类产生一系列不良反应，胸闷、憋气、心慌、气短、心动过缓、心动过速等，严重的还会引起心绞痛、心肌梗死，甚至发生心跳停止而猝死。心脏病是当今人类健康的头号杀手，全世界1/3的人口死亡是由心脏病引起的。

和左心室相通的大动脉是全身最大的一条动脉，血液从这里离开心脏，先进入双臂和脑部，接着再补给身体的中部和下半身。大动脉可不是普通的血管，它是辅佐心脏的富有责任感的"助理"，缓和从心脏冲出的"巨浪",维持血压的稳定。它的管壁内含有强壮有力的肌肉,心脏收缩时它扩张,心脏舒张时它收缩,不离不弃、忠心耿耿地配合着心脏的工作。大动脉再分支成动脉、微血管,就是前面提到的血液把养分送至细胞的位置。

你可知道,血液除了输送营养外,也要负责"垃圾"的收集?氧气被细胞利用后便产生废物和二氧化碳,这时血液便开始清除这些"垃圾"。血液从微血管先流入静脉中,再一级级汇集成较大的静脉血管,最终返回肺部和心脏。静脉和动脉就像一对孪生的兄弟,静脉往往位于动脉的旁边,二者和平共处、相濡以沫,它们以反方向输送堆积着各种废物的静脉血和饱含养分的动脉血,两者的工作量也是相等的,它们时时刻刻输送着等量的血液。

不过,静脉和动脉长得可不是一模一样的,它的血管壁比较薄,没有动脉那样强健的体魄,为了对抗地心引力,它倒是显得较粗,比动脉"魁梧"一些。准备返回心脏的静脉血,因为远离心脏后走了太长

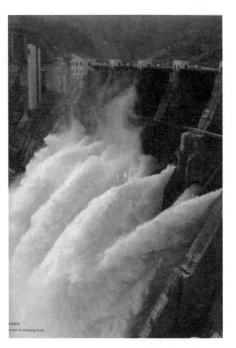

※ 人类懂得在洪峰到来后泄洪,也要懂得在血管淤堵之前疏导。

你知道吗

以下6条你能做到3条以上就能拥有一颗健康的心脏!

莫生气,凡事心平气和。

多吃有益于心脏的水果,如苹果、香蕉等。

饮食规律,多吃蒸煮食品,少盐多醋,少吃荤肉。

睡眠充足良好,人休息好了心脏也好。

多运动,增强心脏功能。

少喝咖啡!

生活小常识——为什么坐久了脚会发麻?

人体内的水分含量极高,这些水分在体内不断流动,保证了血液循环及各种新陈代谢过程的正常进行。如果由于体液回流发生障碍,地心引力会使血液淤积在下肢静脉中,使血浆中的水分向组织间隙转移,滞留在其中,这样就会引起人脚发胀、发麻,甚至出现脚肿。这时,

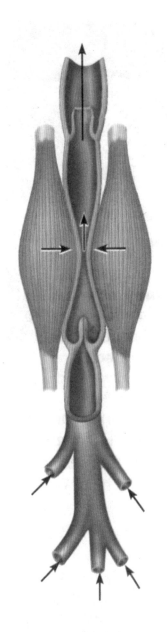

※ 静脉血管和静脉瓣结构图
※ 就是这个小小的瓣膜保证了血液不会因地心引力而"回流"到下肢。通过运动，肌肉把"积留"在静脉中的血液挤回心脏。

人体只要适量活动，通过肌肉的收缩放松，就可以使液体恢复到平衡状态。

的"路"，这个时候已经是"强弩之末"，血压已经降低到几乎无力返回心脏。但是，血流却并没有停止，各种血细胞还在一直不停地奔跑着，满载着征战全身的战利品，最终欢快地回归心脏大本营。这可要归功于肌肉的协助了，当肌肉工作时它会推动血液的流动，再加上静脉中独有的静脉瓣能有效地防止血液倒流，所以人体的血压一直处于稳定状态。

血液周游全身最终往返心脏所用的时间只有20秒，回来之后进入右心房继而右心室，右心室像左心室一样把血液挤出心脏，只是它们的"目的地"不同，这次是把血液推至肺动脉进入近在咫尺的肺脏。距离的缩短决定了右心室不会像左心室那么辛苦，所以它的肌肉相对"柔美"一些。

地球上江河纵横，滋养万物。人体血管好似江河，但又胜过江河，心脏每天跳动10万次，从心脏射出的7吨血液经历15万公里的"长途跋涉"，输送到身体的各个部位，支持着生命。然而，江河水道会有洪峰泛滥，血管也难免出现"险情"——高血压等各种危险状况。

人类懂得在洪峰到来之前就用清淤、拓宽、加固等方法防御水害，而遗憾的是，却很少有人在日常生活中就关注血管情况是否正常，有无受到伤害。人类往往是直到血压、心脏出了问题才意识想到血管健康的重要，由此每年有成千上万的人由于心血管疾病遭受痛苦、陷入窘境，甚至失去生命。

一分钟了解你的心脏

血液是液体，必须在固定的管道（血管）中流动，血管从心脏开始，由粗到细，由长到短，渐渐变成肉眼看不清的毛细血管。血管分为动脉血管和静脉血管两大类，它们之间的不同之处是，动脉中流动的是"干净"血液，而静脉却只输送"含废物"的血液。

当我们的心脏用力压缩时就像一个泵，把心脏内的血液挤压出来，这时候的血液是含有丰富氧气和营养物质的"干净"血，它通过动脉流向密布于体内的毛细血管，把血液中的氧气和营养物质送给人体细胞，提供它们呼吸和"吃喝"。与此同时，细胞把排出的废物和二氧化碳送入到血管，于是，"干净"血就变成了"含废物"血，流入到静脉血管中，把废物、废气通过肺、肾和皮肤排出体外，血液重新变得干净而返回心脏。

心脏不分昼夜、永不停歇地重复着收缩和舒张的运动来推动血液流动，这种由心脏收缩和舒张所产生的压力，通过血液作用到了血管壁上，就形成了血压。心脏收缩时，血液流速最大，冲击动脉使动脉血管壁收到的压力最大，这个压力的顶峰就叫做收缩压，也就是人类通常所说的高压；心脏"放松休息"——舒张时，动脉也相对轻松地处于一种松弛状态，动脉内的血液压力下降，这就是舒张压，即人类通常所说的低压。因此，血压都用高压和低压两个数字来表示。

人体各段血管中的血压是不同的，通常所说的血压都在手臂的肱动脉处测量。成年人的正常血压为：低压：8.0~12.0KPa（60~90毫米汞柱）；高压：12.0~18.6KPa（90~140毫米汞柱）。在这个范围内的血压都在心脏和血管的承受能力之内。虽然血压有一定的波动范围，但过高或过低都会使心脏得不到充分的休息，日积月累"积劳成疾"，而造成严重的后果。

你知道吗

心脏保健齿为先

临床调查发现，冠心病患者几乎都有牙周炎。医学研究证实，在发炎的牙周组织中，存在大量的革兰氏阴性杆菌和梭形螺旋体，这两种微生物可产生毒素，并随牙周血管进入血液，在血管中形成小血栓，如果心脏的冠状动脉有硬化和狭窄，小血栓就会填塞血管，从而引起心绞痛和心肌梗塞。医学生理学家还发现，咀嚼活动有调节心脑血流量的作用。因此保护好牙齿有利于预防心脑血管疾病。

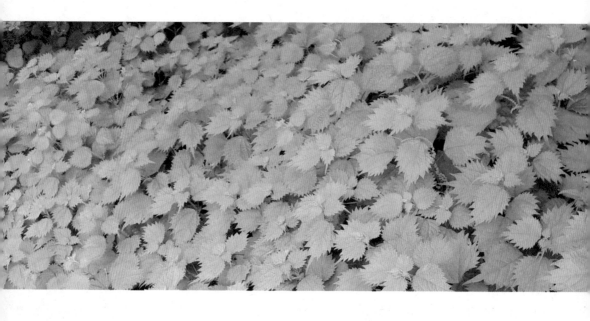

PART3

第3章

"喷嚏"号
飓风引起的奇遇

血液中负责运输氧气的"搬运工"——红细胞每经过一次肺部，就重新容光焕发、神采奕奕，似乎肺部是血液的"疗养院"，淌入的是疲惫、暗淡的静脉血，流出的是活力、鲜艳的动脉血。这个"疗养院"内部是怎样的"布局"，又有哪些先进的"设备"呢？带着问题，我随着气流进入鼻孔，然后到了咽部。咽中有个岔路口，一条路通往气管，但有一道门挡着；另一条路正是我曾随着食物进入的食道，原来口和鼻在咽部是相通的啊！还没回过神来，那道门突然打开，我顺着气流畅通无阻地进入气管……

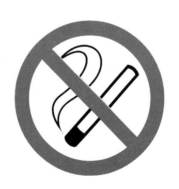

神奇的"门神" >>

SHENQI DE MENSHEN

你知道吗

擤鼻涕也有学问

据"美国微生物学会"学术研讨会的最新研究报告显示，擤鼻涕会让含有病菌的鼻膜黏液再度跑回鼻窦之中，使得鼻窦变成病原菌滋生的温床。

为避免对身体的二度危害，擤鼻涕一定要注意正确的方法：

（1）轻擤鼻涕，一次一个鼻孔。同时擤两个鼻孔，容易造成头颅内压力不平衡，影响听力。

（2）擤鼻涕之后的卫生纸，最好马上用马桶冲走，不然就丢弃在密闭垃圾桶内，以免病菌散布在空气不流通的房间，增加其他人传染感冒的风险。

鼻子是呼吸系统的入口，也是通往人体内的主要入口之一。这个入口很简单，没有门，甚至连个门帘都没有，我很轻松地、畅通无阻地随着一股气流飞了进去。如此容易地进入，让我对这个通道的安全性产生了极大的怀疑：这个昼夜不停地向外界敞开着大门的通道毫无遮掩，各种"入侵者"——病毒、细菌岂不是想进则进，欲出则出，毫无顾忌？但似乎人类并没有陷于这些"入侵者"的纠缠，相反，自如顺畅的呼吸带给他们的是自如顺畅的生活。仔细分析一番，才知道鼻子的设计是非常巧妙的。首先，鼻子的外形凸出，像一座小山坐落在面部的中央，它还并排"内置"了两个"隧道"——鼻孔，这都非常有利于空气顺畅方便地进出呼吸道。然而，天天凸于面部、"抛头露面"也的确给鼻子带来不少麻烦，面部外伤最多的就数鼻子了，动不动就骨折出血，带病上岗，可怜地唱着"为什么受伤的总是我"。通常情况下，两个"隧道"会"全线通车"，即使发生"感冒事件"，左边不通还有右边，右边"出事故"左边还会照常运行，总之两边"路线"同时处于瘫痪状态的情况很少发生。

其次，鼻子是嗅觉的感应器，从这个角度来看，它和嘴的相对位置也颇为理想，它长在嘴巴的上方，食物的气味总会先飘进鼻子，这使人在张开嘴巴之前就能初步对食物做出判断，对于能接受的味道，才会敞开消化道的大门。

鼻孔后面是两个较宽敞的"走廊"——鼻腔，分割它们的是一道由软骨和骨头构成的"屏风"——鼻中隔。较厚较硬的鼻梁起着盔甲的作用，负责保护着整个鼻子。鼻腔的前部称鼻前庭，它的内壁黏膜布满了血管，就像深深的庭院里满墙"红色"的爬山虎。庭院里的爬山虎可以清洁空气、给空气降温，同样，这些密布在内壁黏膜的"红色爬山虎"也起着调节气流温度的作用，只不过它的作用不是给空气降温，而是增加空气的温度，以使外界的低温气流不至影响到人体内部 37 摄氏度的正常工作环境。

说到给空气加温，这可不是一项简单的工作，不是单凭鼻前庭的血管"单枪匹马"就能完成的，其实大部分的工作是由三个"鼻甲兄弟"承担的，它们分别是上鼻甲、中鼻甲和下鼻甲。这是三个从鼻

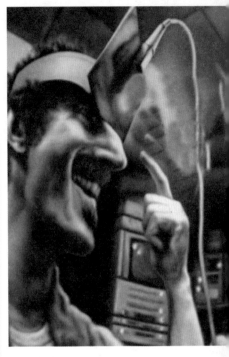

※ 这个普普通通的鼻子里边究竟隐藏了多少秘密？

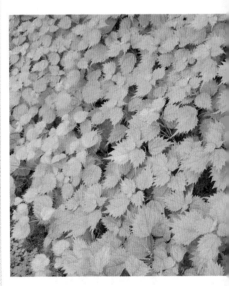

※ 鼻腔黏膜上布满了红色的血管，就像深深的庭院里满墙"红色"的爬山虎。

生活小常识——鼻出血的应急措施

鼻内壁的血管丰富，所以经常会发生鼻出血"事件"，一般来说，气候条件差、打击伤或摔伤、维生素的缺乏都有可能引起鼻出血。一旦鼻出血发生了，也不要惊慌，应该尽快止住血：

用拇指和食指捏住鼻子，压住血管止血；

用冷毛巾敷前额，使血管收缩，减少出血。

要注意的是，出血时一定不要用热水洗脸，头位不能低于腰部，切忌咀嚼硬物；而且要尽量控制喷嚏和咳嗽。

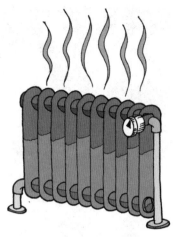

※ 空气经过鼻腔时，鼻腔会自动给空气加温，一点也不比人们居室中的散热器差。

你知道吗

冷水洗鼻更健康

冷水可以洗去鼻孔内所存污垢，使呼吸通畅，神志清醒，还能增强鼻孔及整个上呼吸道对外界寒冷空气的适应能力，构筑了一道抵御冷空气侵袭的屏障，有利于预防伤风感冒；

洗鼻时鼻腔内的黏膜和肌肉都经历了收缩——扩张——再收缩的过程，鼻子通七窍，因此冷水洗鼻又有明目、聪耳、醒脑、增强肌体免疫力的功效，是一种简易而又行之有效的健身方法。

具体方法是：将鼻孔浸泡在水中数秒钟，并用鼻了将水稍吸入，待鼻子内污物润湿后擤出。

孔侧壁突出的豆瓣大小的骨头，它们的功能就像暖气上的散热片，增加外来空气和鼻腔的接触表面积，它们表面是一层"强大的供暖组织"——丰富的血管，这就是"暖气片"的热量来源。小动脉的血液分支成无数毛细血管经过"暖气片"里的毛细血管网，再进入静脉。这个"暖气片"还有"智能"涨大和缩小的能力，当人类不得不吸入冷空气时，"暖气片"自动涨大，这样就能提供更多的加温面积。这样说来，说鼻子是人体呼吸"精巧的空调机"一点都不夸张。

鼻腔里自然生长着一簇簇茂盛的"灌木"——鼻毛，鼻腔黏膜分泌的汗腺和皮脂腺等黏液星罗棋布、随处可见，形成鼻腔内特有的"湿地"景观。生长在鼻孔入口处的鼻毛短而硬，可以有效地阻拦空气中的沙粒、尘埃、烟雾等颗粒和细菌，以防固体进入到肺部。黏液的工作就要更严密一些了，逃过了鼻毛第一道防线的杂质将会受到进一步的"追捕"。黏液层不仅要对鼻毛的工作"查漏补缺"，它同时还承担着一个更艰巨的任务——加湿空气。柔软温和的肺喜欢的是温暖湿润的空气，最好湿度为 70%~85%，温度为 35 摄氏度。"鼻甲兄弟"能够圆满完成给空气加温的任务，那么黏液层是如何进行这道和加温相辅相成的工序的呢？

为了湿润空气，黏膜不停地分泌黏液，资料显示，鼻腔一整夜分泌的黏液约有 1 000 毫升。如此大量的分泌液，为什么人们没有感到分泌物的流出呢，它到哪儿去了呢？我细心观察发现，这全靠在空气中不断地蒸发。每当气流经过，气流中携带的尘埃、颗粒等杂质就被沾在黏液上，同时空气也被润湿，几个小时后，这层黏液的水分减少，并且被全部污染了。这些黏液是一次性的，不能像床单一样洗洗搓搓还能接着使用，但是人类也大可不必为此屏住呼吸节省黏液。草原上会不断长出新草来取代旧草，黏液层也是如此，陈旧的一层会不断地被新生的"黏液毯"更新。每隔 20 分钟左右，鼻子就会分泌一批新的黏液。

旧黏液层既不是像青草一样被牛羊吃掉，也不会像"金蝉脱壳"一样脱下一套完整的衣服，它的"退役"是一个鲜为人知的小故事。有一个专门负责黏液清扫工作的"大部队"——纤毛，它们通过集体行动——扫动——来完成它们的任务。由几十亿根纤毛组成的纤毛大军，每分钟"集体行动"将近 1000 次，孜孜不倦地向喉部摆动，把薄薄一层陈旧的黏液扫到食道和胃里。被吞咽到胃里的黏液，即使含有再多的细菌，也都会被胃里的强酸性胃液统统消灭掉。健康的人类，鼻子里的黏液每分钟大约移动半厘米。但是吸烟或喝酒过度的人，他们对黏液的清除速度则要慢得多，清

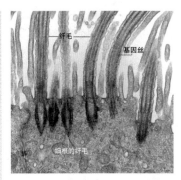

纤毛
基因丝
细根的纤毛

※ 纤毛大军的主要职责就是不停摆动，把陈旧的黏液清扫到食道和胃里。

※ 鼻子有一种大部分人察觉不到的神奇功能，就是让人晚上睡觉时翻身，以解除疲劳。

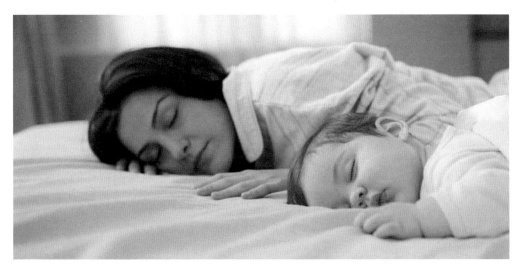

小/插/曲

遭遇"喷嚏号飓风"

我不费吹灰之力就随着一股气流进入了鼻孔，开始的时候还在宽敞的鼻腔里手舞足蹈，但越来越觉得不对劲，鼻腔内壁上的血管变得越来越粗，黏膜上也出现了血丝，内壁水肿，这些恐怖的异常现象让我安静了下来，瑟瑟地待在原地不敢动弹，仿佛一个囚犯在等待着自己的审判结果。忽然一阵强风由鼻腔外向里吹进来，我知道这是人的深吸气，所以并不在意，谁知紧接着从气管方向又冲出一股来势凶猛的气流，速度越来越快，声势越来越浩大，其中夹杂着大量的鼻腔分泌物扑面而来，以迅雷不及掩耳之势，以极大的速度把我和周围被挡在鼻毛上细菌、杂质一起冲了出去，足有十几米远，多亏我撞在了客厅里软绵绵的沙发上，不然我的小命也许早已呜呼。据我估测，当时的速度至少有100米每秒，这可是地球上17级飓风的速度啊！

后来我才知道，因为当时急于进入呼吸系统探个究竟，居然忘了把自己改变成适合的大小，再加上进去以后在里面又蹦又跳，所以刺激到了鼻黏膜，引起了叫做喷嚏的排异反应。现在把这个事故记录下来，以纪念我在人体漫游中遭遇的这次"喷嚏号飓风"，它使我永远地记住了，在任何时候都不能得意忘形……

除速度越慢，鼻子防御细菌和其他异物的效率自然就越低了，所以这样的人往往会患由此引发的各种疾病。除了把"脏东西"送到胃里消灭，黏液层里还含有一种叫做"溶菌酶"的杀虫剂，也能有效地抑制很多细菌，在遇到有害细菌的第一时间就将它扼杀。

清除旧黏膜的这一整套工作流程，既能把重要的位置让给更有能力的新黏液毯，又能把从空气中捕捉到的"脏东西"提交给溶菌酶或者胃液实施"处决"，实在是两全其美的办法。

说来说去，其实黏液就是人们俗称的鼻涕。天冷的时候人类流出的鼻涕，其实就是没有被成功地运送到喉部的黏液。寒冷不仅会使人类身体僵硬、活动不便，也会令某些纤毛暂时"失灵"，以致影响了它们的正常工作。当它们不能"齐心协力"把陈旧的黏液清理出鼻腔，而新的黏液又不停地从黏膜上分泌出来的时候，这些过剩的黏液只好顺着鼻内壁淌出来。

鼻子不仅是呼吸系统的第一道"门神"，也是嗅觉的接收器（这一点我会在有关神经系统的章节中做详细介绍），而且它还能在一定程度上改善人类的声音。不仅如此，鼻子更有一种神奇的功能，这个功能可是大部分人察觉不到的，这就是——鼻子能让人晚上睡觉时翻身，以解除疲劳。看到这里，人类一定很吃惊，殊不知连这么不起眼的动作都是在鼻子的掌控之下。当人类左卧睡觉时左侧鼻子就会逐渐充血，到了鼻子受不了的时候，它就会及时发出信号传给大脑，这时你就会下意识地翻个身，放松一侧的肌肉，让另一侧的肌肉工作，以确保第二天某侧的肌肉不会累得抽筋。

你知道吗

打喷嚏也要讲姿势

打喷嚏是一种生理现象，是人体对外界刺激的一种保护性呼吸反射。但是，强烈的喷嚏也会引起血管破裂、耳鼓膜破裂等意外。因此，身体虚弱的人尤其是老年人打喷嚏时，一定要注意打喷嚏时的姿势和力量。当出现打喷嚏的先兆症状时，要注意了：

首先，座位改为站位；睡位改为座位；同时有意地使自己头颈部和腰部肌肉处于收缩状态，使机体产生一种抗力，对抗打喷嚏时产生的冲击力。

一分钟了解你的鼻子

呼吸系统由呼吸道和肺两部分组成。呼吸道是气体进出肺的通道，由鼻、咽、喉、气管、支气管及其分支所组成的。鼻是呼吸道的门户，也是外界气体进入人体的第一道屏障。

鼻腔能够对吸入的空气起加温和湿润的作用。另外，鼻内黏液和鼻毛可以粘住吸入空气中的灰尘和细菌，把它们"拒之门外"。鼻腔黏膜中还有一种鼻子所特有的嗅细胞，可以发挥嗅觉功能，当它闻到刺激性或有害气体的味道，会立即作出判断，向大脑"汇报"。在大脑的指挥下，人就能赶紧捂住鼻子，减少有害物质的伤害。

有些人用嘴巴呼吸，这对身体健康是很不利的。嘴巴作为消化道的一个重要器官，完全没有鼻子的特殊功能，当它呼吸遇到有害气体时，不会分辨，有害物质就"长驱直入"了，所以用嘴呼吸有害于身体健康。

"千年古树",
吐纳百川 >>

咽喉在人类初生的时候就早已发育成熟，全副武装地准备接受第一次任务——负责人类新生儿吸入第一口空气，这个任务的重要性不言而喻，事关人类的生死。如果喉咙的第一个任务成功，不仅人类顺利通过人生的第一关——"出生关"，而且喉咙也紧接着迎来了它的第二个任务——吸入第一口母乳。这两个任务虽然是两个完全不同的动作，但却由咽喉统一指挥调度，中间不能出半点差错，否则新生儿会就此丧命。为什么这样说呢？这得从咽喉的结构来说起。

咽部在上，是一个12厘米左右的漏斗状管子，上宽下窄，它的上面分别通往口腔和鼻腔；往下就是喉部了，它在颈部向外突出，男性尤其明显。再向下是两根管子：通向胃的食管和通向肺的气管。这是一个暗暗藏玄机的十字路口，在这个十字路口有两个"交警"—悬雍垂和会厌软骨，它们专门负责识别"车流"属于"口腔—食道"线路，还是"鼻腔—气管"线路。一号"交警"—悬雍垂发现"车辆"是来自口腔的食物，它将会上提关闭向上通往鼻腔的路口，以防食物挤进鼻腔；而吸气、呼气的时候它就会自然打开，保证"鼻腔—气管"线路的顺畅。

二号"交警"是会厌软骨，吞咽食物的时候喉咙会上提，这是一个提醒二号"交警"的信号：要开通"口腔—食道"线路了。于是二号"交警"关闭气管，指挥食物顺利进入食道。然而在平时，这个"交警"长期指挥的是"鼻腔—气管"线路，它适时地打开气管的入口，维持正常的呼吸过程。

经喉咙进入气管的空气，已经基本达到了肺要求的湿度和温度"指标"，从气管进入不断分支的支气管。支气管会逐级分支，管径逐渐变细，管壁逐渐变薄，经多次反复分支成无数细支气管，最终在尾段形成一个膨大的气囊，在这个气囊的四周又有很多突出的小囊泡，这就是肺部进行气体交换最基本的单位——肺泡。

这样一个气管系统就像一个千年古树的根系，它的子根尽可能地伸向能达到的任何一个地方，以

你知道吗

咳嗽也是一种排异反应

咳嗽和打喷嚏一样，也是人体的一种保护性呼吸反射动作。当异物、刺激性气体、呼吸道内分泌物等刺激呼吸道黏膜时，便引起咳嗽。然而，持久剧烈的咳嗽会影响休息消耗体力；可能把气管病变扩散到邻近的小支气管使病情加重；还可能引起肺泡壁弹性组织的破坏，诱发肺气肿。

📷 小/插/曲

误打误撞

　　我随着外界寒冷干燥的空气一起进入鼻腔，经过了围满"红色爬山虎"和鼻毛"丛生"的深深"庭院"，觉得身体湿润暖和了起来，这时眼前出现了一个像手指一样的红色"路标"——悬雍垂，在它的"提示"下气流顺畅地进入了咽喉，这里是个岔路口，我们面临着两个选择：气管，还是食管。当然是气管！因为我这次的任务是探察呼吸系统。可麻烦在于"不识庐山真面目，只缘身在此山中"，情急之下我已经辨别不出两个管子的区别，只发现一条路似曾相识，对了，正是我曾随着食物进入的食道。那么另一条路一定是气管了，果然，气流在向那个方向流动，可似乎有道门挡在那条路的入口处，我们离那道门越来越近……门突然打开了，于是我随着气流畅通无阻地进入气管……

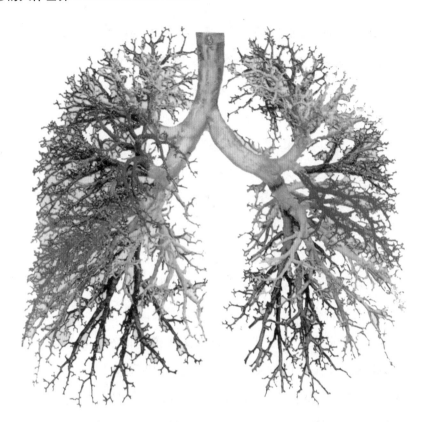

※ 气管像树根一样，在空间上尽可能地向远伸展，遍布了整个肺部。数百万个气管使肺像海绵一样轻软。

为什么人的呼吸有节律？

人的呼吸运动是由呼吸肌控制的，而呼吸肌又很大程度上受到脑干呼吸中枢的控制。脑干呼吸中枢分为吸气中枢和呼气中枢，它们分别掌管吸气和呼气，交替控制着呼吸运动，在它们的发号施令下，呼和吸有节律地进行着，从而表现为呼吸运动的节律性。

获得更多供给地上枝干的水分和养料。而与古树不同的是气管的延伸不是为了自己，而是竭尽所能地输送空气到肺泡中。在和围绕着肺泡的毛细血管"擦肩而过"的瞬间，空气的任务就是把血液中的红细胞喂饱，让它们吃饱氧气、鼓足精神。一旦血液包含生命所需的氧气后，便再次返回心脏，开始了下一次的人体之旅，漂漂亮亮的红细胞蹦蹦跳跳地前往人体其他部位高兴地继续它的"工作"——卸载氧气、装载二氧化碳和其他废物。

肺是内脏里的"大户人家"，它有两个"家族"五个"兄弟"。"左肺家族"和"右肺家族"分别呈半圆锥体形，位于胸腔左侧和右侧。"左肺家族"有兄弟两个，分别叫做"左上叶"和"左下叶"；隔壁的右侧胸腔里住着"右上叶""右中叶"和"右下叶"这"右肺家族"三兄弟。"右肺家族"三兄弟人多力量大，因此右肺显得更加粗壮一些，而左肺则略显"苗条"。左右肺占据了胸腔 90% 的空间，然而它们的重量却只有不到 0.5 千克，数百万个气管使肺像海绵一样轻软。

虽然它的分量不大，但这并不影响它的工作效率，相反，正是这种"轻松的环境"带给了肺"吐纳百川"的能力。首先要介绍的就是肺部的基本"工作人员"——肺泡。肺泡的大小形状不一，直径只有 0.2 毫米左右，也就是小米粒的十分之一大小，但它们的数量数不胜数，一个成人有 3 亿~4 亿个肺泡。

不知人类是否相信，只有胸腔大小的两个肺，

※ 这就是"肺家族"的五个"兄弟"，其中"左肺家族"和"右肺家族"之间是靠气管相互来往的。

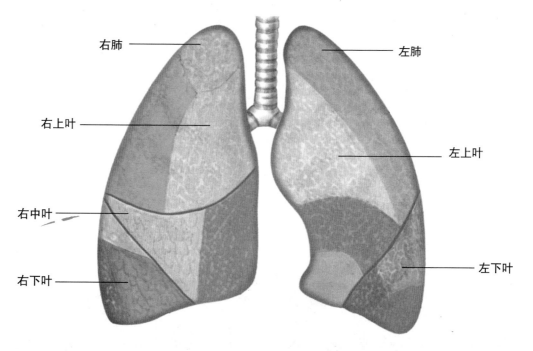

右肺 —— 左肺

右上叶 —— 左上叶

右中叶 ——

左下叶

右下叶 ——

你知道吗

人一天要呼吸多少次？

我们身体里的肺是除了心脏以外最劳累的器官，它在我们的一生中都不能休息，因为每一天我们大约需要呼吸 23 000 次，没有哪一天可以例外。

※ 人类无时无刻不在进行的生理活动，都会或多或少地排出一些水分，使体内水盐平衡被打破，泌尿系统接下来就要发挥其平衡作用了。

完全展开后的总面积有将近 100 平方米，相当于一个网球场大小。表面积的庞大保证了气体和肺泡的充分接触，留给红细胞足够的时间和空间填饱氧气。在人的一生当中，呼吸的次数达到近六亿次，按安静状态下一次能吸入 0.5 升空气计算的话，一生当中吐纳空气的总量足以给一个热气球充气 400 多次，可见这个看上去轻软柔弱的肺在人类一生中所做的工作，并不比威猛强劲的心脏逊色。

人类的身体并不能贮存维持生命所必需的大量氧气，因此肺的出现堪称人类进化过程中的一个奇迹，它就像一个港口，负责不停地接纳外来的新鲜"货物"，再通过自己完善的运输系统——毛细血管网——来支撑起这个庞大的生命机器。因此可以说呼吸是人类生命的关键，呼吸让生命得到了维系，而停止呼吸就意味着死亡。

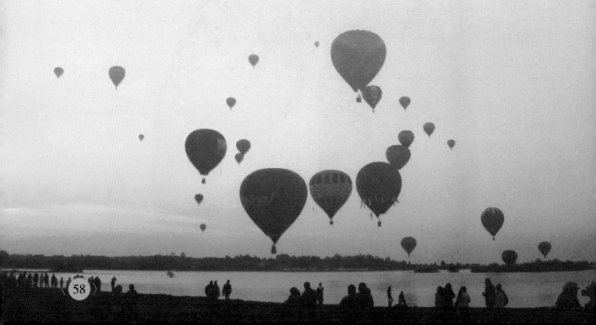

神奇的是，肺不像其他器官拥有的自发动力系统——肌肉，肺的工作不是自发的，而是要靠膈肌的收缩舒张来带动自己的工作。首先介绍一下胸腔的内部结构。气管负责肺和外界的连通，它就像一个"通信兵"，连续不断地把空气输送到被密封在胸廓里肺的其他部位。胸廓就像一个房子，胸骨和脊柱分别是竖在前后的两个顶梁柱，胸骨是横搭的钢筋而肋间肌就是"钢筋"之间的砖瓦水泥。别忘了，地面可是房子不可缺少的重要部就像房子需要建在地面上一样，膈肌是胸腔中不可缺少的重要部分。

同在一个"屋檐"，肚子里的五脏六腑是十分拥挤的，壮实的肠胃总怕挤压到娇弱但又至关重要的心肺而因此闯下大祸，但它的职责又不容许它塑身减肥，而且繁重的工作也不能使它时刻小心翼翼地避免对心肺的误伤。然而，膈肌的出现完美地解决了这个问题，它是人类胸腔和腹腔之间一层很薄的肌肉。心肺被这个"隔板"隔开，住进了上层的胸腔，其他器官肝脾胃肠肾则住在下层的腹腔中。这样，上下两层邻居就可以各尽其责，互不干扰地安心工作了。不仅如此，膈肌还具有一个似乎不着边儿的功能——辅助呼吸。

膈位于胸廓底部，膈肌收缩时穹隆顶变平，下降并稍向前运

你知道吗

肺结核"喜欢"侵犯哪些人？

肺结核是一种常见的呼吸道传染病，临床上有低热、乏力、消瘦、盗汗等全身毒性症状和咳嗽、咯血等呼吸系统症状。老年人、患有慢性呼吸道疾病的人、糖尿病人、长期应用激素类药物的人、不接种卡介菌的人、家中有肺结核患者的人，这些人群都是肺结核"喜欢"侵犯的对象。

动。平静吸气时，膈肌收缩并下降约 1.5cm，深吸气时，下降可达 7cm，因而使胸廓上下径增大；呼气时，膈肌松弛，左右两穹隆顶向上回位，使胸廓的上下径缩小。

呼吸运动过程中，肋骨、胸骨和膈肌的运动是协同的。人在吸气的时候，肋骨间肌开始工作，它的收缩引起肋骨上提的同时向外伸展，原来懒洋洋向上弓着腰的横膈肌这时也来了精神，它会紧张地收紧挺直，因此使"地面"下降了约 1.5 厘米，这样一系列的动作显然使胸腔的体积扩大了不少。

吸气的过程就像一个对胸廓这个房子的改建，墙加宽了，顶加高了，连地面都比原来向深处扩展了，不难想象大房子自然比原来的小房子储存更多的空气。同样，由于肺内容积的增大，气压减小，外界含丰富氧气的空气就被压进嘴鼻，随后进入气管，再经过不断分支穿梭，到达真正有"用武之地"的膨胀的肺泡。呼气的过程是相反的，肋骨间肌和横膈肌的舒张引起肺内的气压变大，静脉血卸下二氧化碳、携带氧气扬长而去，留给肺泡的是缺氧的空气，随后空气会被压出肺部。

你知道吗

酗酒者易患肺结核

酗酒会导致胃炎、肝硬化和脑细胞萎缩，这是人所皆知的事实，但是近年来的一些研究资料表明，酗酒者极易患呼吸系统疾病，尤其是肺结核病。正常人的呼吸道有完善的生理屏障，维护着肺部的健康，经常酗酒会损伤呼吸道黏膜，使纤毛运动减弱，气道自洁作用下降，肺泡通气不良。因此，预防肺结核病首先要限制饮酒，尤其是烈性酒。

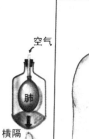

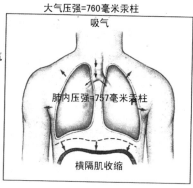

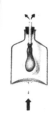

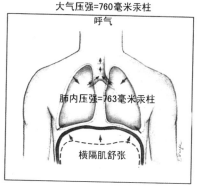

大气压强=760毫米汞柱
吸气
肺内压强=757毫米汞柱
横隔肌收缩

空气
肺
横隔肌

大气压强=760毫米汞柱
呼气
肺内压强=763毫米汞柱
横隔肌舒张

※ 横膈肌辅助呼吸示意图

一分钟了解你的肺脏

人体中有一个专门负责气体交换的器官，它就是肺脏。当氧气被鼻孔吸入，便进入到气管。气管笔直向下，然后分为左右两根支气管，分别埋藏在左右两肺之中。支气管会不断地细分，产生无数极细微的分支，每一根细支气管末端都连接着由肺泡组成的肺泡囊。肺脏就是由重重叠叠的细支气管和肺泡组成的。

肺泡表面布满了毛细血管，吸进的新鲜氧气就在这儿扩散到毛细血管中，随着血液流动到达人体的四面八方。与此同时，人体中产生的二氧化碳废气也来到这儿的毛细血管中，通过气体交换进入到肺泡内部，再从支气管汇集到气管处，最后随呼气排出体外。

吸入的新鲜氧气就是通过这样一个过程，才变成二氧化碳废气的。

因为肺是人体的"外交官"，一生都直接面对外界，暴露在并不干净的空气和各种临时出现的污染当中，因此，它本应最容易受外界的伤害。但看似娇嫩柔软的肺却安详地面对着这些危险，依旧"临危不乱"地行使着攸关人类性命的职责。人类本应对肺倍加呵护，但遗憾的是，很多人不但不体谅肺的"劳苦功高"，还会做出明知道对肺有伤害的事情——吸烟和酗酒。

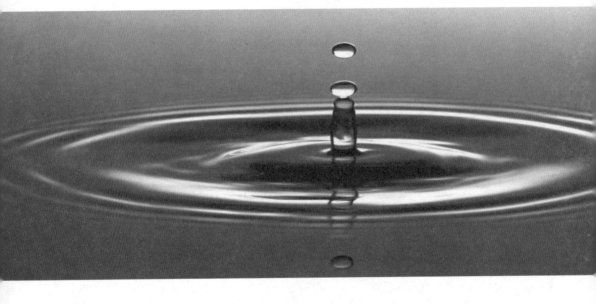

PART4

第4章

从"天堂"到马桶

消化系统和呼吸系统中的惊险旅程让我久久不能平静。随着鲜亮诱人的食物从入口——口腔——进入，经过一道道暗藏玄机的机关，和一个个复杂艰险的"冒险场"，各种营养物质被留在了体内，而不能"融入"人体的渣滓最终变成污秽难闻的棕黑色膏状体被"抛出"体外；由呼吸系统接纳的氧气分子欣然留在人体，参与各种合成代谢活动，二氧化碳也抱着"大无畏"的精神，舍身给新鲜的氧气让出位置。帮助实现这一切看似井井有条的运输、生产、加工、排废"一条龙"工序的，正是那个热情欢快、纵横交错的"红色天堂"——血液循环系统。

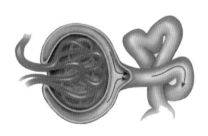

排泄与水盐平衡 >>

PAIXIE YU SHUIYAN PINGHENG

※ 人类无时无刻不在进行的生理活动，都会或多或少地排出一些水分，使体内水盐平衡被打破，泌尿系统接下来就要发挥其平衡作用了。

你知道吗

人一天需要多少水？

一般一个成年人一天一夜每千克体重需要消耗大约40克水，如果他的体重是70千克，那他一昼夜的需水量就是2.5~3千克，对于儿童一天所需的水量相对要少一些，一般只有成年人的1/3。

神奇的人体每时每刻都在适时、适量地调度分配着所有的"人体机器零件"，少了想办法补充，多了也绝不"容忍"，这使人体时刻保持着和谐舒适的内环境。那么，这些不能被"容忍"的物质究竟是怎样被检测并被排出的呢？怀着这个疑问，我决定再次进入血液循环系统，"重游故地"，为探求人体物质能量输入输出之谜画下一个完整的句号……

说到泌尿系统，还得先聊聊血液中的主要成分——水，和供给全身的重要分子——盐类和各种营养物质。热情火红的"血液运输通道"支持着整个人体机器，但正常运转的前提是它要遵守几个指标：适量的水分和盐类。

其实，人类从早到晚的生活起居、吃穿住行中有很多因素都会影响到水分、无机盐的含量。例如，早餐吃进牛奶、面包和香肠（这可是富含水、盐类、蛋白质和糖类的一顿），除了牛奶中含有的水，在消化过程中对面包、香肠的分解代谢也会产生水。同时，人类无时无刻不在进行的呼吸、还有哪怕从书桌走到餐桌开始吃饭这样简单的运动过程，都会排出一些水分。

因此，这些人类生活最基本的生理过程，都

会导致体内的水分和盐类的含量迅速发生剧烈的变化，这可是对人体稳定内环境的强烈破坏。因此，如果人体想避开这些随时会发生的"危机"，时刻保持体内水分和盐类的稳定，就必然要有一个相应的机制来负责这项工作。这个机制至关重要，甚至关系到人类生命的延续与否，这就是排泄。

每当说到"排泄"的时候，人们往往首先想到的就是"粪便"，我曾经也是这样认为的，然而，后来才知道这是个错误的观念。按照科学的说法，排泄是将人体内的代谢终产物排出体外的过程。那么，什么是代谢终产物呢？人体内的细胞在"做运动""长身体"，或者分解生成新的细胞时，也会"吸入"氧气，"呼出"二氧化碳，"累得流汗"——排出水和无机盐。含氮废物（如尿素、尿酸等）、二氧化碳、代谢中产生的多余的水分和无机盐等等，这些在细胞的"日常生活"中产生的废物，都算是代谢终产物。

它们被细胞排出细胞膜进入血浆，被血液这个"四通八达"的输送路线承载着，被输送到各自对应的器官，最终被排出体外。

那么粪便呢，它的主要成分是食物残渣，是食物消化后不能吸收的残留，并没有经过细胞的代谢过程。所以，排粪不是排泄，它有另一个名字——排遗。排遗

小/插/曲

排泄还是排遗？

回想起从消化系统逃出人体的经历——随着屁从肛门被排出人体，实在羞于启齿，但这的确是人类的一种正常的代谢活动，所以，我尤其对放屁属于什么活动感到好奇。它属于排泄活动还是排遗活动呢？

屁是肠道中的食物经过细菌发酵而产生的一些气体，它并没有经过人体细胞的代谢过程，所以它和粪便一样属于"排遗"的过程。

※ 排汗是人体一条重要的排泄途径。而排汗之后一次畅快淋漓的淋浴最有利于排除毒素了。

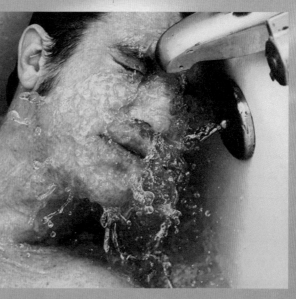

就是指将未消化的食物残渣排出体外的过程。

细胞"呼出"的二氧化碳和流出的汗——水和无机盐，如果一直堆积在血液里不被清除可是件很可怕的事。各种废物占据了营养物质的位置，会引起一系列的麻烦，导致相关疾病的发生。就像一个美丽的城市长期无人打扫一样，已经不仅仅是有碍观瞻的小事了，越来越多的垃圾会吞噬整个城市，孳生和传播瘟疫，使美丽的城市变成人间地狱。但幸运的是，排泄活动防止了"垃圾"在体内的积聚，维持了组织细胞正常的"吃喝拉撒"，调节了体内水和无机盐的含量，保证了"血液天堂"的美丽和"人体机器"的正常运转。

排泄过程中，血液不仅能及时清理这些"垃圾"，而且还能非常"环保地"把"垃圾"分门别类地运往三个不同的"清理路线"：一条通往呼吸系统，它通过呼吸作用排出二氧化碳，同时把一部分水先转化成气体，再呼出体外；另一条重要的路线是皮肤，这个"幅员辽阔"、近两平方米的大"清理器"上几乎布满了汗腺；但是，即使是炎炎夏日或剧烈运动过后，从皮肤这条路线清理出去的水和无机盐也只有一少部分；绝大部分的水、无机盐和尿素都会进入"泌尿系统"这条最主要的路线，它们经过肾、输尿管、膀胱和尿道几个"路段"，最终变成尿被排出体外。

泌尿系统的主要功能是调控人体内物质的组成，同时把多余的物质排出体外，但它却不是唯一一个有排泄功能的系统。下表对泌尿系统、表皮系统、呼吸系统、消化系统的排泄功能做了比较。

系统	器官	排泄物
泌尿系统	肾	氮的化合物、毒素、水、电解质
表皮系统	皮肤——汗腺	氮的化合物、水、电解质
呼吸系统	肺	二氧化碳、水
消化系统	肠	消化残渣、胆汁色素、重金属盐

📷 小 / 插 / 曲

奇妙的"散热程序"

既然人类可以通过尿液调控体内的水分和无机盐，为什么人还会出汗呢？我费尽周折，在全身范围进行勘测和试验才找到答案。

在整个的人体旅行中，我发现人的体温是恒定的，一般保持在37℃左右，而这是由神经系统体温调节中枢控制的，使身体产热和散热保持相对平衡。

皮肤正是人体散热的主要渠道。当外界温度低于皮肤温度时，辐射、传导和对流是主要的散热方式；当外界温度高于皮肤温度（33℃）时，出汗便成了人体主要的散热方式。夏天，气温经常在30℃以上，有时可高达38℃，出汗就成了人体唯一的散热方式。因此，夏天人们出汗最多。

我对出汗也进行了特别的追踪。原来，汗是汗腺分泌出的一种稀淡液体，热觉刺激汗腺分泌汗液。除此以外，像情绪紧张、饮水过多、身体活动（运动或劳动）量大等，也能刺激汗腺分泌汗液。汗腺活动主要在于调节体温，其次也有排泄的作用。

有趣的是，当人们大量出汗时，他们往往把汗液擦干，虽然带来一时的舒服，而这却偏偏不利于散热；相反，让汗液留在皮肤表面渐渐蒸发，却有较好的散热作用。这可是我的亲身感受啊！

作风低调的"孪生兄弟" >>

说了这么多，下面该进入我此次人体之旅的第四站——"泌尿系统"了。首先我要隆重介绍给大家两位作风低调、不事张扬的孪生兄弟。它们都长着深红棕色的皮肤，看起来像两个拳头大小的蚕豆，分别静静地立在腹腔的背面，像两个忠诚的卫士守卫在人体脊柱的左右两侧。这两个"大蚕豆"就是人们常说的腰子，学名叫做肾。人类双手叉腰，两个拇指的位置大概就是肾的所在之处了。

"深藏不露"的两个肾兄弟其实身负重任，它们不仅负责清洗血液，将人体内的代谢废物和毒物从血液中清除并排出体外，而且对调节体内的水和电解质的平衡，以及维持血液的酸碱平衡都有很重要的作用。它们默默地、齐心协力地、承担着"人体机器"的清理、整顿工作，对人体的健康，它们是最有权威的"审判官"。

其实，每个肾都是由约100万个叫做"肾单位"的基本单元组成的，正因为有这么多"小车间"在同时"工作"，个头并不算大的肾才能担负起如此重大的责任，完成如此艰巨的任务。一个肾单位"车间"又有两个"部门"组成——肾小体和肾小管，

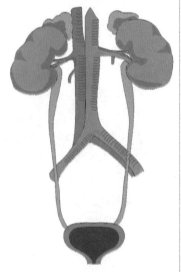

※ 泌尿系统的重臣——肾脏。

其中的肾小体堪称肾单位的"核心工作室"。

从肾小体的结构图可以看到，肾小囊围绕着肾小球，二者之间有一个叫做"肾囊腔"的狭小腔隙，这是通往肾小管的通道。其实，肾小球就是由入球小动脉分支形成的无数毛细血管组成的一团毛细血管网，随后再汇合成出球小动脉，离开肾小体。这里的毛细血管壁就像一个大网眼的筛子，把溶在血液里的大块头——蛋白质留在血液里，而水和小分子可以自由进入肾囊腔，形成原尿——这就是生成尿的第一个步骤，原尿和血液的区别就是蛋白质的含量多少。

为了能更加高效地滤过血液，肾小球形成了一个很聪明的结构。首先，由无数个微小的毛细血管组成的毛细血管网提供了一个庞大的过滤面积，人双侧肾小球的总滤过面积达到了 $1.5m^2$，在人的正常生理情况下，双侧肾脏几乎所有的肾小球都有能力正常"营业"，这就保证了血液清理工作有强大的"劳动力"后盾，可以保持相对稳定的"营业额"。

另一方面，入球小动脉和出球小动脉的结构差别也保证了滤过的高效：就好像人类生活中经常使用的漏斗一样，粗而直的入球小动脉（漏斗口）与细长弯曲的出球小动脉（漏斗颈）形成了一定的压力差，使大颗粒的杂质（这里的杂质是各种大分子蛋白质）被拦截过滤，停留在血液中，而其他成分则进入肾囊腔，形成原尿，等待着下一次的筛选。

你知道吗

常洗澡有利于排毒

皮肤作为人体的最大器官，每天排泄大量的汗液，随汗排出尿素等毒素。如果你认为今天没出汗就不洗了，那就大错特错了。其实光脚部每日出的汗就有一水杯之多，但是你自己并不会有感觉，这就是所谓的"不感蒸发"。男性的皮脂腺和汗腺的数目和功能都大于女性。汗和皮脂不及时清洁干净会影响抑制排汗功能，导致毒素排出不畅。最好是常泡澡，热水的温热效应可以加速血液循环，促进新陈代谢。

※ 肾小体工作示意图。肾小体堪称肾单位的"核心工作室"。这个小巧精致的"工作室"由外层的"墙壁"——肾小囊，围绕着一团毛细血管网——肾小球——组合而成。

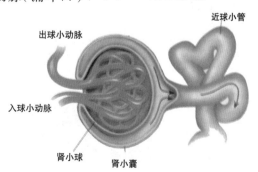

出球小动脉　　近球小管　　入球小动脉　　肾小球　　肾小囊

你知道吗

感冒很容易引发肾炎

春天早晚低温，细菌、病毒非常活跃，上呼吸道感染极易流行，而上呼吸道感染可诱发肾炎。经医学统计，在引发急性肾炎的病因中，上呼吸道感染约占 60%~70%。我国北方大部分地区，春季是咽炎、上呼吸道感染、扁桃体炎的好发季节，因此 90% 以上的急性肾炎都发生在这个季节。

※ 电子显微镜下的肾小球。肾小球就像一个个大网眼的筛子，把大分子的蛋白质拦截回血液中。

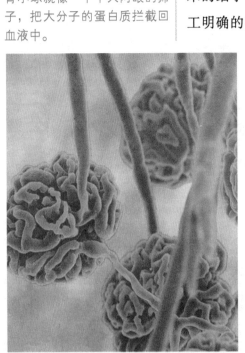

两侧"大蚕豆"中的肾小球对血液的滤过量是惊人的，每天约为 180 升，不要小看这个数字，这可是总血浆量的 60 倍！全身总共的体液量（人体体液指体内的水和其中溶解的物质，总量约为体重的 60%~70%，包括细胞内液和细胞外液）也只有 180 升的四分之一而已。然而，平均每天人类排出体外的终尿量仅为 1~2 升，仅仅占滤过总量的 1%，那么其余的 99% 都去了哪里呢？原来肾小管和集合管把滤液中 99% 的水分又都重新吸收，送回到血液里。试想，如果没有肾小管和集合管的重吸收，一个人每天至少要喝 180 升水，也就是相当于自己体重 2~3 倍重量的水，才能免于变成木乃伊。

由肾囊腔进入肾小管的原尿，紧接着就要进入下一个加工阶段了。肾小管是一个长度不到 30 毫米的细小管道，但它却是一个承担着繁重任务、分工明确的高效流水工作线。与肾小囊相连的是肾小管的上游工作部门——近球小管，它有强大的吸收能力，是肾小管发挥作用的重要地点，原尿中的大部分水分就是在这里被重新"召集"回血液的，随之顺流回收的还有几乎全部的葡萄糖、氨基酸和蛋白质，再加上一些离子和尿素。经过中游一段很细的称作"髓袢"的管道之后，滤液又进入远球小管。远球小管是离子交换的重要部位，在这里，水和钠离子被回收，同时排出钾离子、氢离子和氨离子等，远球小管的工作对维持体液的酸碱平衡起了重要作用。经过肾小管加工之后的产物就是肾脏的最终产物了——终尿。

或者和水一起被重新召回血液，或者随着多余的水分被排出体外的各种离子，对人体可是刻薄较真的"角色"，它们的多少直接关系着人体生理活动的正常与否。例如，如果有人吃了过咸的食物，进入血液过多的盐会不断"召唤"水的到来，从而导致水在体内的不断蓄积。这时，肾如果不能及时把这些多余的盐排出体外，人的脸、四肢、腹部等身体部位就会看起来好像变胖了，这就是人们常说的水肿。这可不单单是令爱美的女孩子烦心的事，更重要的是水肿会带给心脏过重的负担，如果心脏长期承担沉重的额外工作，最终必然过劳而死。

"名不见经传"的钾离子是维持肌肉、神经正常活动的必需物质，而肾脏就是负责对钾离子浓度控制的"技术员"，因此可以说，就是它，通过调控钾离子浓度，而间接地掌控了人体最基本的脑力和体力活动。新鲜蔬菜与瓜果中都富含钾离子，本来人类多吃这些食物是好事，但如果他的肾出了毛病，这可是件很可怕的事情了。过多的钾离子如果不能被排出而滞留在血液里，就会导致心律失常，肌肉无力，甚至形成瘫痪。

顾名思义，尿液中含量最大的排泄物应该是尿素，它是蛋白质消化后的产物。这些细胞代谢产生的尿素汇集到血液之后便达到肾，这就是肾小球大显身手的时候了，它要精确计算尿素在血液里的含量，

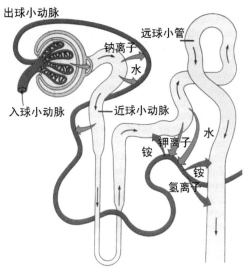

出球小动脉
远球小管
钠离子
水
入球小动脉
近球小动脉
水
钾离子
铵
铵
氢离子

※ 肾小管工作示意图 肾小管的重吸收是一个重要工作，这需要出球小动脉和近球小管的密切配合，工作失误会直接导致人体重要元素的流失。

你知道吗

为什么切掉一只肾的人还能活着？

肾脏好比是人体排泄和解毒的"过滤器"。人如果没有肾脏，就无法生存。但若能保留一只功能正常的肾脏，人照样能排尿和生存。这是因为切去了一只肾脏，另一只肾脏的每一个肾单位的功能会代偿。所以，肾单位虽然减少了一半（如切除一侧肾脏），肾的排泄和调节功能仍能保持良好。

你知道吗

憋尿导致尿毒症

尿是人体的代谢产物，其中大部分是人体所不需要的，它不断地形成，如果憋尿的话，潴留在膀胱中的尿会越来越多，膀胱增大，导致膀胱肌肉因扩张而损伤。有人憋尿一段时间后，即使排出还会自觉小腹胀痛，这便是膀胱扩张后未完全收缩的缘故。另外，憋尿过久，膀胱内的压力增大，势必损伤肾脏排泄废物的代谢功能，使水和代谢废物在人体内堆积起来，造成尿毒症，引起肾功能衰竭，危及生命。因此，除了做某些检查需要短时间的憋尿外，其他任何情况都不应憋尿。

※ 喝咖啡也会引起尿量的增加。

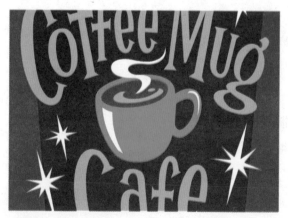

把多余的排出血液。如果这个环节出了问题，就会引起令人类谈之色变的疾病——尿毒症，这可是个可怕的疾病，这时人体已经不能通过肾脏产生尿液，直白地解释就是尿混在血液里不能分离。过多的尿素堆积在血液中不能排出，可能导致人的休克、昏迷，甚至死亡。

肾的活动和人的多种行为都是息息相关的。当人在大量出汗的时候，由于通过皮肤排出的水和无机盐多了，所以肾就会偷偷懒，减少工作量，给自己放个小假。然而，当外界温度很低使人感觉到冷的时候，因为血液自动减少了对皮肤的"光顾"，以减少身体热量的散发，这时大量的血液都要通过内部通道——泌尿系统来排泄。肾要加班了，所以尿自然就多了。此外，紧张、发怒、喝酒、喝咖啡等活动都会引起尿量的增加。

别以为肾只是两个和尿有关的"大蚕豆"，肾的"健康状态"和人体其他器官的"强壮"与否密不可分，联系最紧密的要算血管了。动脉硬化是血管疾病的"黑老大"，它使动脉管壁增厚、变硬进而失去弹性，使动脉管腔变小，这会直接减少肾脏的血液供给。到达肾脏的血流量减少，那么血液就不能被充分地清洗，这种情况下，即使肾脏的"身体"再棒也束手无策，"巧妇难为无米之炊"啊，只能眼巴巴地看着血液中的废物逐渐增多。

人体总是带给我很多惊奇的发现，当我正在担心这么重要、辛劳，而又如此敏感的肾脏怎么能从一而终、精神饱满地承受生命之重时，我得到了一个重大发现：肾脏和肝脏、肺、胃一样，有很大的储备能力。原来，在同一时间，并不是所有的肾单位都在竭尽全力地"干活"，有些备用的肾单位接受的血液较少，其实它们是处于休息的状态。每个肾脏只有10%的肾单位进行"全力工作"，而90%的肾单位处于"轮流休息"状态。所以，即使有90%的肾单位暂时"偷懒"，肾脏仍然能轻松完成各项任务。

然而，一旦发生了肾脏的功能性疾病，问题就比较严重了——"身强力壮"的肾单位数目越来越少，可以"换班"交接工作的肾单位也相应地减少。这样算来，平均每个"健康"肾单位的工作时间必然增长，工作量也必然增大，这就难免"劳累而死"。其实令人类恐慌的尿毒症就是这些健康的肾单位"过劳死"，无法清除血液中多余的水分和废物而引发的。

几个数字会让你大为震惊：

糖尿病肾病患者约占全部糖尿病患者的1/3；

糖尿病患者尿毒症发生率比非糖尿病患者高17倍；

在接受透析治疗的尿毒症患者中，有2/5是由糖尿病引起。

有人把尿毒症称为缓期癌症并不为过，患者只能靠血液透析或肾移植才能维持生命，生活质量严重下降，巨额的医疗费用使许多人最终不得不放弃治疗。?

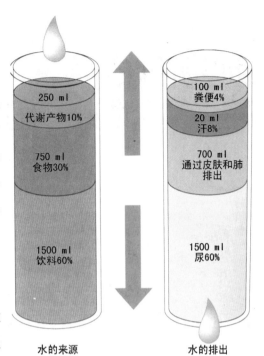

250 ml
代谢产物10%

750 ml
食物30%

1500 ml
饮料60%

水的来源

100 ml
粪便4%

20 ml
汗8%

700 ml
通过皮肤和肺排出

1500 ml
尿60%

水的排出

※ 这两个大管子分别代表人体中水的主要来源和排水的主要途径。当进入人体的水和被排出的水处于平衡状态时，人体中就含有充足的水分。

你知道吗

糖尿病须防肾病

糖尿病本身并不可怕，可怕的是由它引起的各种并发症。在糖尿病的诸多并发症当中，最为严重的当数糖尿病肾病。如果患者的血糖控制不好，10~20年后约有50%的患者会引起肾脏的损害，进而一步步发展为尿毒症。

随心所欲的
泄洪"闸门" >>

SUIXINSUOYU
DE XIEHONG ZHAMEN

从肾小管这个"加工车间"出来的终尿，接着就被送到左右两条近30厘米长的通道中，这就是输尿管。它上连肾脏，下接膀胱，通过蠕动将尿液一滴一滴地输送到膀胱。膀胱是一个负责储存和排出尿液的富有弹性的小口袋，它的口朝下，空虚时它像一个泄了气的锥体形皮球，壁上布满褶皱。随着尿液的不断进入，它就像一个充气皮球一样逐渐涨大，当尿液充满时它就展现出光滑的"皮肤"，模样也变了，精神壮实，像一个拳击用的沙袋。不同人的膀胱能担负的工作量也有所不同，少的350毫升，工作能力强的能装载超过500毫升的尿液。

排尿可不像皮球放气那么简单，膀胱有两个控制尿液流出的肌肉性的出口——内括约肌和外括约肌，它们就像大水库的两道闸门——坚强、有力，正常生理情况下，从不会发生闸门失灵，或者闸门坍塌的事故。内括约肌由平滑肌（这将在有关骨骼肌肉的一章详细介绍）构成，它不受人意识的控制，当尿液达到200~300毫升的时候，大脑就会发出命令，使上部的膀胱壁肌肉收缩，同时内括约肌舒张。所以，似乎尿是被从上到下挤出膀胱的，这就是排尿反射。

这个排尿反射听起来似乎有点玄，如果闸门不受

你知道吗

尿急背后隐藏着很多疾病

尿急是指排尿有急迫感，迫不及待，不易控制，尿意一来，即需尽快排尿，不可稍有懈怠。尿急多见于膀胱炎、尿道炎、前列腺炎、前列腺增生等，亦可见于膀胱结石、膀胱癌或其他异物刺激等。此外，如仅有尿急而无尿痛者，多属精神因素，每因迫不及待而出现尿失禁。尿急常伴有尿频，但尿频并不一定伴有尿急。

控制，岂不是随时都有泄洪的危险？不过成年人和大一点的儿童从会不为这件事提心吊胆，因为外括约肌是个听话好使的自动闸门，如果它不打开，尿液休想"横冲直撞"。人类可以控制它，因此可以随自己的方便而"方便"。

膀胱是一个细菌喜欢的"温室"，因此膀胱炎是个让人恼火的常见疾病，尤其是女性比较容易受到这个疾病的困扰，因为连接膀胱通往外界的尿道长度是男女有别的。男性尿道长约20厘米，而女性却只有5厘米，因此细菌很容易侵入这个只需通过较短路程就能达到的"温室"。

"五脏六腑"是人们经常提及的一个词，指的是人体内重要的脏器，而膀胱就是"六腑"中的一员，但是，膀胱其实并不像人类想象的那么重要，它只是一个储存尿液的小口袋而已，并不像心肝脾肺胃，重要得直接关系人的生死存亡。甚至如果有人由于某种疾病不得不切掉膀胱，他也能一样风平浪静，活得好好的。

📷 小/插/曲

"不归路"

经过肾小球时，我告别了那些大块头的蛋白质，随着血液的其他成分一起进入了肾囊腔。其实这时的血液，已经变了名字，叫做"原尿"，"身份"也大不如从前。因为它失去了对生命极其重要的大分子蛋白质，而且它即将在肾小管中接受两种命运的考验。

其实当时的我已经掌握了肾脏的工作原理，本应在肾小管里随大流，穿过肾小管壁重新回归血液，尽情享受令人陶醉的"红色天堂"，但我却一时冲动，觉得既然探险就要"不走寻常路"，鬼使神差地进入了一条输尿管。

事与愿违，这偏偏是一条"不归路"，最终我被排进了马桶……

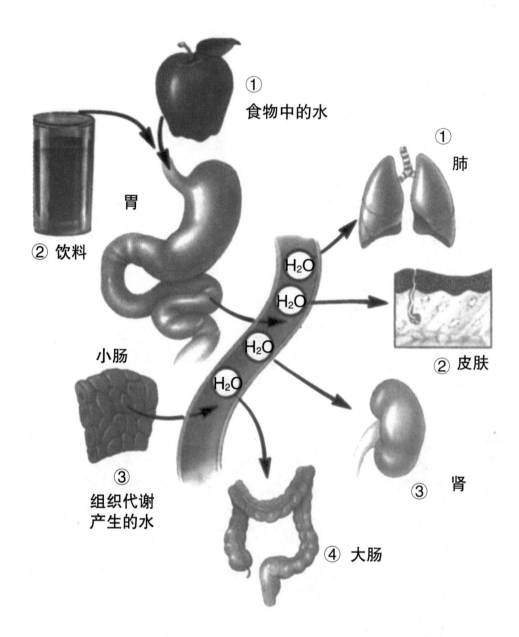

① 食物中的水

① 肺

胃

② 饮料

小肠

H₂O

H₂O

H₂O

H₂O

② 皮肤

③ 组织代谢产生的水

③ 肾

④ 大肠

※　人体内的液体就是这样进入人体，经过体内新陈代谢后又被分配到不同"出口"的。

一分钟了解你的泌尿系统

尿是在肾脏中形成的。肾脏就是我们平时说的"腰子",它长在腰后部的脊柱两侧,左右各一个,大小如拳头,形状很像蚕豆。

肾脏的功能分为生尿和排尿两部分。产生尿液的部分叫肾单位,它由肾小体和肾小管组成。肾小体内有一团毛细血管叫肾小球,肾小管是位于外面的一段弯弯的管子。当血液流过肾小球时,就像被筛子过滤了一遍,血液中的废物和多余水分被滤到肾小管中,于是就形成了尿液。许许多多的肾单位,把产生的尿液汇集到肾脏的排尿部分——肾盂,然后再通过输尿管进入到膀胱。

当膀胱中的尿液积累到一定量时,就会受到膨胀性刺激,这种刺激通过神经传入大脑,大脑便发出"排尿"的命令。这时候,膀胱顶部的肌肉首先收缩,尿液出口处的括约肌开始放松,尿液便源源不断地流向尿道,排出体外。

※ 当人体由于某些原因(如运动大量出汗)排出了较多的水,人体会自动调节,使摄入体内的水及时补充上去。

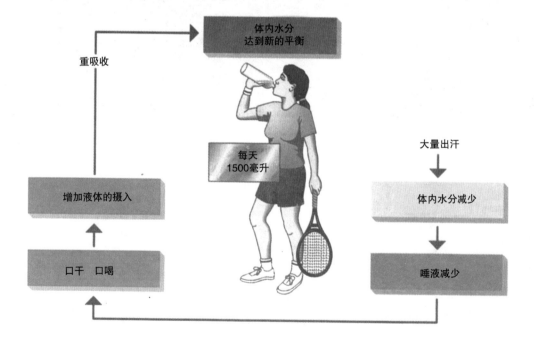

重吸收

体内水分
达到新的平衡

每天
1500毫升

增加液体的摄入

口干 口渴

大量出汗

体内水分减少

唾液减少

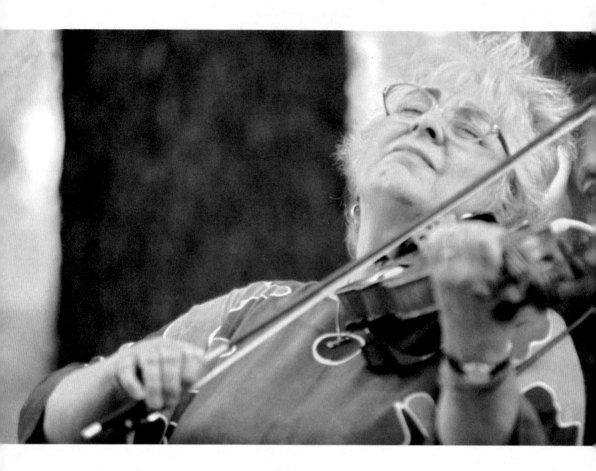

PART5

第 5 章

刺激新奇
的电信号跟踪

　　"人体机器"把外界的水、氧气、食物加工同化为自身生长活动的原料和能量，呼吸、消化、循环、排泄一刻不停地进行着。然而，是什么保证了整个"机器"的和谐有序呢？我终于发现，每一个鲜活的器官背后都藏着的一个神奇的"指挥棒"——神经。它上通大脑，途经脊髓，行至全身各处，负责协调人体内各器官、各系统的工作，并且随时调控每个部门，对外界刺激做出反应。"人体机器"是由数以万亿计的细胞组成的"军团"，每个细胞都有自己特定的"战区"、组织结构和特定任务，而每个细胞都要依赖于一个"小群体"——组织器官，来获得维系生命所必需的营养。同时每一个个体还必须为组织器官的正常运作做出自己的贡献，共同维系一个相对稳定的"身体环境"。那么，神经是通过怎样的方式精确有效地指挥调度这数以万亿计的细胞呢？带着这个问题我开始了新的探索。然后，一个发现让我大为吃惊：原来传递信息的竟然是电信号！通过电信号相互联系的各个神经元归根结底都要到达人体的"管理部门"——中枢神经系统。在那里我终于找到了人体奥秘最重要的部分——控制人体所有动作、表情以及感情的大脑，也正是它创造了人类辉煌璀璨的文明。这个只占人体总重量 2% 的器官中到底蕴含着怎样的奥秘呢？我们拭目以待。

"细脖乱发大头鬼"与
人体"咨讯公路">>

XIBO LUANFA
DATOUGUI YU RENTI ZIXUN GONGLU

※ "细脖乱发大头鬼"——神经元写真。

※ "细脖乱发大头鬼"那细长的身体（轴突）上顶着一个大脑袋（胞体），头发（树突）乱糟糟地披散着。在身体的末端，很多小脚（突触）伸出在外，它们通常会在其他神经元的胞体或轴突上，或在肌肉细胞或血管上站稳脚跟。

要说神经系统才是真正的"正规军"，它的级别明确，组织有序，部门清晰，下至组成神经系统最基本单元的"一线战士"——神经元；中到功能相同的神经元细胞集合而成的神经节；上至统领全军的司令部——大脑。神经系统之旅是一次新奇刺激的旅程，到处可见"电闪雷鸣"的景象，实际上那是神经元之间在"通话"。下面就让我们看看神经系统的神奇通讯技术吧。

这要从神经系统最基本的结构和功能单位——神经元说起。它由突起和胞体组成，看上去像一个细长的身躯上顶着一个大脑袋，"细脖乱发大头鬼"是它的形象写照。突起又分为树突和轴突两种，树突数量较多，伸向四周，就像大脑袋上根根竖起的头发，它的作用和高地上的天线一样——接受其他神经元传来的神经冲动。而轴突却只有一个，粗壮结实，虽然分支较少，但长度远超过树突。

我原以为，大概是物以稀为贵，稀有的东西需要特别的保护，所以

树突　　胞体
轴突
细胞核
突触
分段外衣髓鞘

轴突有一层特殊的外衣——髓鞘包裹在身上，这个分段的"外衣"使神经细胞和其他细胞相比更加与众不同。轴突末端的分支像小脚一样贴附在其他的神经元或细胞上，形成突触。然而进一步的研究让我明白了髓鞘更重要的使命——使神经冲动在神经元上很快地传递。轴突像一个输出电缆，作用和树突相反——将冲动传递到其他神经元或所支配的细胞上。

毛细血管

神经元

※ 神经元近距离写真——神经元的突触和血管、其他神经元接触示意图。

※ "细脖乱发大头鬼"站在其他的神经元的身体上，它的小脚紧贴着毛细血管。

身处在神经元的"海洋"中，我觉得每个神经元就像一部对讲机，它的主要工作就是接收和发送信号。神经元通常以电信号的形式，通过树突接收来自许许多多其他神经元的呼叫，经过胞体的"整理"，再以电信号的形式呼叫多个其他的神经元。当一个神经元收到呼叫信号时会变得相当兴奋，它会迅速通过"输出电缆"——轴突传出信号，信号沿着各个分枝传输到轴突末端，直到神经元之间的特殊的接头处——突触。一个小的神经元约有500多个突触，大的可多达2万个。传播到下一个神经元时，工作原理同样也是电信号。就像多米诺骨牌一样，

生活小常识——脊髓与脊柱等长吗？

脊髓与脊柱是不等长的。在胚胎3个月以前，脊髓与脊柱是等长的，所有神经根自脊髓出发进入相应的椎骨间孔中，脊髓头端连于脑部呈固定状态；然而4个月以后，脊髓头端以下部分发育比脊柱慢。脊髓的终端马尾圆锥在成人腰1或腰2椎间盘水平。

你知道吗

人的神经系统每天可处理8 600万条的信息，依次类推，人的一生约能处理100万亿条信息。

脑细胞的神经网络，比全世界的电话线路还要复杂1 400倍。

脑神经间最快的神经冲动传递速度每小时超过400千米，比日本的东京到大阪、法国巴黎至里昂的高速列车还要快。

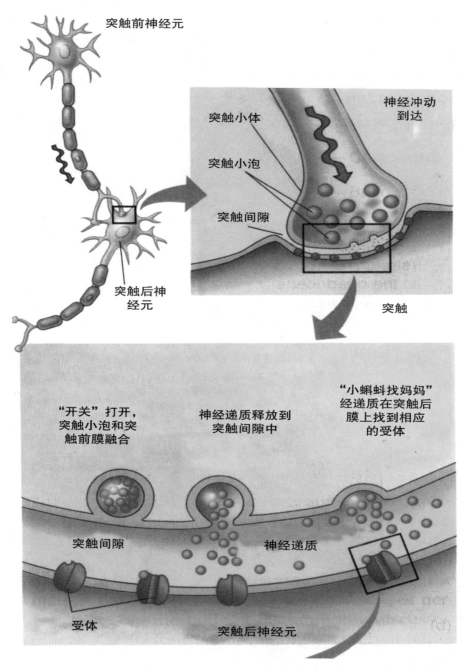

突触前神经元

神经冲动到达

突触小体

突触小泡

突触间隙

突触

突触后神经元

"开关"打开，突触小泡和突触前膜融合

神经递质释放到突触间隙中

"小蝌蚪找妈妈"经递质在突触后膜上找到相应的受体

突触间隙

神经递质

受体

突触后神经元

※ 突触结构与神经元传递图。

※ 这些在突触前膜上的"开关"相当灵敏，一旦接受到电信号的"命令"，就立即向突触间隙中释放化学物质，这些被释放的小分子也不会无家可归，它们会很快被突触后膜上相应的受体认出来，把它们带进突触后神经元，使突触后神经元开始工作。

一个神经元的兴奋就引起了无数其他神经元的兴奋，如此继续下去。那么突触是不是也是某种电接触呢？

实际上，两个神经元并不是直接贴在一起的，就像悬浮列车，从突触的结构图可以看到，突触前膜和突触后膜之间就像悬浮列车的气垫一样，有突触间隙把它们隔开。为发现这，我可是费了不少工夫，因为这个小缝只有 20~30 纳米（纳米是长度单位，等于十亿分之一米，即 1nm = 0.000000001m，大体上等于四个原子的直径），需要仔细的观察和相当的耐心。当我跟踪电信号到达突触前膜时，眼前就像打开了无数道灵敏的开关，它们迅速使一些叫做"神经递质"的化学物质释放到突触间隙中。这些神经递质在间隙中迅速扩散，像小蝌蚪找妈妈一样，分别在突触后膜上找到相应的归属——受体，从而引起突触后神经元的电信号。总而言之，整个神经元传递信息的过程可以总结为：电信号——化学信号——电信号。

一个个神经元像墙砖一样构成了神通广大的神经系统，而由脊髓和脑组成的中枢神经系统则是这个遍布全身、无处不在的神经网络的管理机构。经过反复的考察我证实了，它是一个能处理海量信息的巨大信息加工器，负责综合处理来自周围神经系统的神经冲动，加工的结果是出现反射活动、产生感觉、

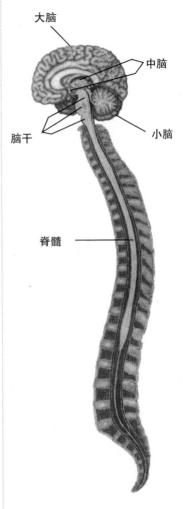

大脑
中脑
脑干
小脑
脊髓

※ 大脑、脊髓脊柱结构图。
※ 我们可以从图中清楚地看到脑部和脊髓的每一个部分。

生活小常识——反应时间

当你的手触摸到很冷或很热的水时，热或冷的刺激从手上的神经传到大脑，大脑作出判断，然后命令肌肉收缩把手抽回来，这个过程所需要的时间，就叫反应时间。研究结果表明，人的正常反应时间大约仅为 0.3 秒钟。

学习和记忆。

脊髓位于脊椎骨组成的椎管内，呈长圆柱状，它是人体的重要"咨讯公路"，地位举足轻重。这个掌管着很多生命基本活动的控制中心，听起来让人充满敬意，然而它的样子看上去可不是那么讨人喜欢，它长得像一个长满脚的多腿蜈蚣，全长41~45厘米，上端与颅内的脑部相连，下端呈圆锥形，终止于第一腰椎下端。虽然有脊椎骨这个坚实的盔甲保护，脊柱外伤时，仍然可能引起脊髓损伤，我看到有些严重的脊髓损伤患者最终会出现下肢瘫痪、大小便失禁等后果。

脊髓两旁发出很多成对的神经（称为脊神经），由此慢慢延伸到全身皮肤、肌肉和内脏器官，构成周围神经系统，而脊髓就是周围神经与脑之间的通路，在这个"咨讯公路"上，最快的神经冲动能以400千米/时的速度在人体各组织和脑之间传递。不仅如此，脊髓还是许多简单反射活动的低级中枢，它能独自受理一些"神经传导业务"，一般来说，这是按脊髓节段分区的反射性活动，例如，腰髓2~4节段是膝反射的反射中枢。当人遇到伤害性的东西时，就会逃避躲开，这也是一种反射动作。

　　我惊奇地发现，在每一次反射活动的任务当中，神经元都会有条不紊的分工合作。反射活动由情报接收站（感受器）、接收情报信息的"情报员"（传入神经）、整合处理信息的情报中心（神经中枢）、接受情报中心的命令后传达命令的传出神经，还有具体执行命令的行动部位（效应器）这联系紧密的五个部分协调配合完成，缺一不可，任何一处出现问题整个反射活动都不能顺利进行。

　　例如，当人的脚上扎了钉子时，被钉子扎的刺激使皮肤内的神经元产生兴奋，兴奋以电信号的形式沿着传入神经到达神经中枢，经过神经中枢这个超级处理站的分析与综合加工，神经中枢产生的兴奋再被运动神经传出，命令脚抬起来。传入信息被中枢神经系统接受后，继续传到脑的特定部位，产生感觉，于是人感觉到了疼痛。这可是我跟踪观察了无数次反射过程才最终总结出来的，人体内的错综复杂和杂而有序再次令我称奇。除了这种躯体反射，人体一些基本生理活动都是由脊髓直接控制的，称为脊髓反射。例如血管运动、排汗、汗毛竖起、瞳孔扩大（缩小）、排便（排尿）、射精、分娩等。

神秘的半球 >>

SHENMI DE BANQIU

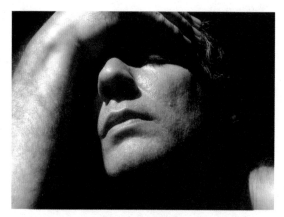

※ 在人的大脑皮层里，汇集了140亿个神经元，人类所有的智慧都从这里产生。

按 神经系统中的地位来说，脊髓当属"一脑之上，万神经之下"的二把手，而大脑是神经系统的最高管理层。大脑不仅是人和动物之间最大的差异，也是人体内唯一一个具有自我意识的器官。它位于脑的最上端，是一个仅仅1300~1400克的柔软组织，内含140亿个神经元。大脑分为左右两个半球，占据了颅腔的大部分，它像一个连体婴儿，分开的两个半球之间由胼胝体连接在一起，向下有合为一体的中脑、脑桥、延髓和小脑。

每个半球的内部为白质，也就是大脑的髓质；表面是灰质，也就是覆盖在人脑表面的皱褶——人们经常说到的"大脑皮层"，这就是人类复杂的本质所在。大脑的形状像核桃仁，表面挤满了深浅不同的沟沟壑壑，经过我对整个神经系统的研究发现，正是这看上去皱皱巴巴的大脑皮层带给了人类无与伦比的智慧。皮层的职责之一是过滤处理外来信息，同时指示人体对外做出反应，让人听、说、看、触。此外，皮层还是人类的思考总部，人类所有的计划、思想、观念都在皮层产生。

你知道吗

天才的秘密在哪里？

人的大脑还有大量潜力可挖，大脑皮质内140个亿的神经元中，通常有效工作的才有7亿左右，只占总数的5%。如果能"开动"10%，人就会变得相当聪明。如果用上20%，便可以称为天才了。

大脑可不是一个事无巨细、一手遮天的"杂事管家"，因为那样既浪费资源（脑细胞）又降低了效率，大脑内部包含着几个职责分明的"部门"，它们是主管人类心理意识的额叶区，主管人类听觉功能的颞叶区，主管人类肢体感觉和运动的顶叶区，和主管人类视觉的枕叶区。人的一切活动都是在这几个区域内完成的，比如，当人类看到什么时，听觉神经便把这一信息上传到丘脑，再由它上传到枕叶皮层，枕叶皮层一方面把这一信息加以编码——完成记忆，另一方面，它还会激活相关的其他神经元，帮助它完成对这个信息的分析。大脑把新进入的信息和辅助神经元提供的信息做对比，如果发现二者一样，那么人类就会认出这个看到的事物，反之就会对眼前的事物感到陌生。

其实最吸引我的问题是：人类的大脑是怎样完成思维活动的。经过一番考察研究我才明白，原来这个过程并不像我想象的那么复杂。人类在成长过程中会学到很多知识和经验，这些知识、经验多数会被他们储存下来的，形成记忆。这个过程就是神经元之间形成的一种联系，由无数个神经元共同完成。可能你要问，大脑的思维活动和这些有什么关系呢？谜底就在这里——思维的本质就是激发或抑制，或者说联络或断开这些神经元与神经元之间的关系。

人类往往认为听到美妙的音乐靠的是耳朵，看到五彩缤纷的大千世界归功于眼睛，能尝遍人间美食多亏了舌头，但实际上，眼、耳、舌只不过相当于收集信息的工具，而大脑才是人类真正应该感谢的，

你知道吗

神奇的皮质

大脑中几乎2/3的神经细胞都在皮质里工作；

一个针头大的皮质中就容纳着3万个神经元。

你知道吗

进化过程中的大脑是不断增长的

距今约350万年前的阿法南方古猿的脑容量为400毫升左右；距今约200万年前的能人的脑容量为750毫升左右；在非洲发现的生活于距今约170万年前的早期直立人的平均脑容量为900毫升；距今50万年前的晚期直立人的平均脑容量为1 100~1 200毫升；距今30万~40万年前的早期智人的平均脑容量为1 200毫升；在欧洲生活的距今约2万~3万年前的尼安德特人的脑容量为1 500毫升；现代人的平均脑容量则为1 400毫升。随着人类的进化，大脑的沟回数增加，沟的深度增大，使得大脑皮质的总面积增加。

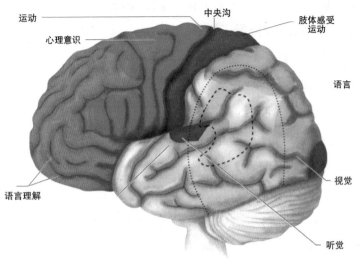

运动 ——— 中央沟 肢体感受运动

心理意识 ———

语言

语言理解

视觉

听觉

※ 大脑皮层功能的分区。由此可见，大脑是个分工明确的"高效管家"。

你知道吗

不可思议的大脑

人的体重与大脑重量之比约为50:1，雷龙（恐龙的一种）的体重和脑重之比为377 000:1；

人的脑细胞数量在2岁时达到最多，多于生命中任何其他的时期；

人的脑重量在20岁时达到最大；

大脑工作时所产生的电流相当于一只20瓦的灯泡的工作电流；

每个人每天要消耗700万个脑细胞。

因为所有的感觉都是大脑告诉人类的，从人体的五种基本感觉——听觉、嗅觉、味觉、触觉、视觉，到人类高级的七情六欲，都是大脑统一下达的命令。另外值得一提的是，我发现覆盖在人体外表的皮肤的不同区域具有不同的敏锐度，例如，双手上的神经细胞比背上的多很多，舌头、双唇和手指是人体最敏感的部位。

左右两个半球中的"运动指挥区"是个奇妙的地带，它对身体的控制有一个独具特色的管理方式——每一个大脑半球负责身体对侧部分的活动，也就是说，"司令部"对肌肉的控制是交叉指挥的，包括脚、腿、手、眼，左侧大脑半球负责管理身体的右侧部分，右侧大脑半球管理左侧身体。脑神经在脑基部的一个密集的神经丛中做信息的交叉，大脑皮层的两个半球分别负责左右两侧身体。"半身不遂"就是大脑半球对侧管理的鲜明体现，右侧身体瘫痪说明左侧大脑半球的神经受到损伤，如果左侧身体瘫痪，则是右侧大脑半球通道发生了障碍。

此外，"运动指挥区"的另一个特点也令人称奇，大脑皮层从顶部到底部的"指挥区"分布为脚—腿—躯干—臂—手—颈—面，恰恰和人体生理部位的顺序是相反的。

当人类进行思考的时候，微小的电信号便在神经之间闪动，由此便撒开了数以兆计的神经元联系大网，交错密布如电话线路般的神经束之间的联系迅速扩散。然而，由 140 亿个神经细胞构成的大脑皮层通常并不会全线出兵，经常动用的神经细胞只不过 10 亿个左右，而其余的 80%~90% 只是一支庞大的备用军队。据说人类最伟大的科学家爱因斯坦的大脑也只开发了 17%，所以有人大胆地估算，如果哪个人大脑的神经细胞能开发 50%，他就可以攻下 12 个博士学位，掌握几十门外语。

因此人的大脑拥有巨大的开发潜能，60 岁人的大脑还具有年轻人大脑功能的 90%，甚至到 80 岁时还保留有年轻人大脑 85% 的功能。很多人说自己老了，腿脚不灵便，脑子也不好使了。在我看来，这都是不了解大脑的人们的自暴自弃，其实大脑是越用越灵的，如果人类懒于动用它们的话，"后备军"很可能会沉默一生，最终会悄无声息地死去。在我观察的人群中还有一种现象——激活过的脑细胞由于长时间的搁置而过早死去——这就是早衰。

让大脑保持健康年轻的方法就是勤于

※ 人类大脑皮层"运动指挥区"形象写真。左图显示出控制基本躯体运动的"运动指挥区"；右边表示了控制人体感觉的皮层分区。

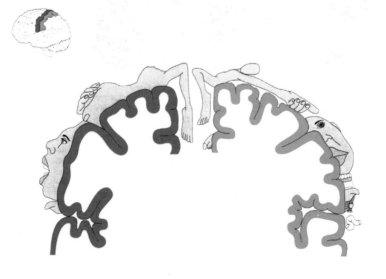

你知道吗

> 大脑的重量只占体重2%；
>
> 脑需要的氧气占人体总耗氧量的20%，需要的血液占心搏出量的1/2。

生活小常识——怎样防治神经衰弱？

及时解决生活难题。工作劳累、用脑过度，就要进行调整，做到劳逸结合；正确对待生活中的挫折并积极解决，不要让苦闷、烦恼长期困扰自己。

积极参加体力劳动和从事体育锻炼。运动可以使肌肉和关节的神经冲动传导至中枢神经系统，调节神经系统的功能。同时，运动还能改善全身的血液循环，使大脑得到充分的营养物质和氧，消除疲劳，恢复正常功能。

建立合理的作息制度，按时学习、工作、休息和睡眠。

※ 拉小提琴是一种不错的健脑益智活动。

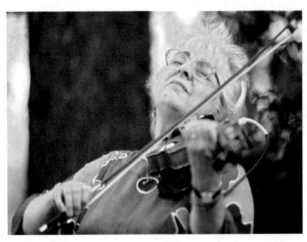

用脑，使脑血管经常处于舒展的状态，脑神经细胞因此得到充足的营养，能持续地享受日常的滋润和保养，从而使大脑更加发达，延缓大脑的衰老。"脑子越用越好使"这句话是很有道理的，那些长期从事脑力劳动的人，到了60岁时仍能保持敏捷的思维能力。所以，人类应该尽量勤动脑，拉提琴、弹钢琴、打算盘及各种球类活动都是很好的健脑益智活动，可以使大脑更加发达。

然而任何事都要讲究一个

你知道吗

神经病＝精神病？

精神病，也叫精神失常，是大脑功能不正常的结果。精神病种类繁多，严重的有精神分裂症、躁狂抑郁症，及较轻的焦虑症、恐惧症等。

神经病，是神经系统疾病的简称。凡是能够损伤和破坏神经系统的各种情况都会引起神经系统疾病。例如，头部外伤会引起脑震荡或脑挫裂伤；细菌、真菌和病毒感染会造成各种类型的脑炎或脑膜炎。

📷 小/插/曲

"啖梅生津""望梅生津"和"谈梅生津"

自从人体第一站——消化系统之旅开始，我就一直对一个现象充满困惑。我经常发现当我的研究对象——男孩——看到、甚至有时只是谈到美味的食物时，他的嘴角经常会溢出分泌过多的唾液，人类称这种现象为"馋得流口水"。正是这个现象引起了我对反射过程的极大兴趣，但神经跟踪可不像消化系统、血液循环系统的探索那么方便易行，我哪赶得上速度可以和高速列车相媲美的电信号呢？但通过多种仪器的配合操作，我终于捕捉到了条件反射中神经联系的来龙去脉。虽然同样是唾液的分泌，但是对于大脑来说，这种条件反射和人类吃东西时引起唾液分泌的非条件反射有很大的不同。非条件反射是脑和神经天生就会自主控制的，唾液的分泌和食物的组成成分以及坚硬、干燥程度有关，而引起条件反射是要经过一个学习的过程才能学到的，引起唾液分泌的不是食物本身，而是食物的形状、颜色、名称等代表食物主要特征的信号。中国的几句习语："啖梅生津""望梅生津"和"谈梅生津"正是非条件反射和条件反射的典型代表。

"度"，过度的脑力劳动容易引起一种叫做神经衰弱的病症。现代社会，人们工作、生活的节奏加快，各种竞争更为激烈，为了生存，人们普遍感到精神压力加重。被称为"白领阶层"的人们，尤其是脑力劳动者，流行起一种"时髦病"——神经衰弱。睡眠障碍（入睡困难、中间易醒、早醒、睡眠不实、昼夜不眠）、头昏、头痛、心跳过快、烦躁、易激动、注意力不集中、记忆力减退、疲乏无力、精神疲劳、多汗、四肢发冷或发热、食欲不振、腹胀等都是神经衰弱的表现，这些症状虽然不会有致命的危险，也无法导致人体各个脏器中发生任何病变，但却严重影响着人们的工作、生活。

学习和记忆是脑的重要机能之一，每一个动作和语言的重复都会使相应神经元的联系得到强化。于是在不断的学习过程中，大脑内便留下了相应的痕迹，

你知道吗

人体生物钟究竟在那里？

科学家发现人体的生物钟位于大脑的上交叉核。它位于大脑的深下部，与眼睛有直接联系，从眼睛处得到亮和暗的信息；由大脑松果腺分泌的褪黑素也是影响生物钟的一个因素。亮暗周期和褪黑激素有规律的变化决定人们何时从睡眠中醒来。

一分钟了解你的大脑

人类的每个组成器官都复杂而精密，它们工作得十分协调、和谐、有条不紊，这是为什么呢？答案在于它们受着神经系统"司令部"——"脑"的统一指挥。

大脑位于脑的最上端，形状有点像核桃仁，体积很大，占据了脑的大部分，通常分为左右两部分，每一部分都称为大脑半球。每一大脑半球表面（大脑皮质）又分额叶、顶叶、枕叶和颞叶。如：额叶后部为运动区，顶叶前部为躯体感觉区（分触、压、冷、热等感觉），颞叶上部为听觉区。

大脑对人体的管理方式是每一大脑半球管理身体的对侧部分，即左侧大脑半球管理身体的右侧部分，右侧大脑半球管理左侧身体的运动和感觉。有人得了"半身不遂"病，若右侧身体瘫痪则是左侧大脑半球神经通道受到损伤，若左侧身体瘫痪，则是右侧大脑半球通道发生了障碍。

成为记忆。所以，其实学习过程就是脑部神经元再度联系的过程，而这全部都是在脑部的表层进行的，也就是大脑皮层。人体的一个重要活动就是建立在学习的基础上的，这就是条件反射。

人类的运动、感觉、学习、记忆、思维都是在大脑觉醒的状态下进行的，但其实大脑也需要定期的休息，以保证正常的功能，而睡眠就是大脑维持正常机能的自律抑制状态。人类睡眠时，虽然高级机能暂时停止，但大脑管理人体的工作还依然一刻不停，而且无论从数量上还是复杂程度上都令人惊讶：它监督血液按正常血压、速度流动，同时还根据需要改变各部位的供应量；它保证呼吸有节律地正常进行；它还指挥肚子里的心肝脾肺胃，确定谁休假谁加班。

睡觉引出了一个曾令远古人类充满敬畏而又不得其解的神秘现象——做梦。当人睡着之后，大脑的大部分皮层的神经细胞都休息了，可仍有一部分细胞处于兴奋状态，也正是这个原因，人的脑海中便产生了梦。我对人做的梦进行了总结，一般来说，梦离不开人类的日常生活，有些梦与人类自身经历中印象深刻的事情密切相关，或者还可能受到小说、电视、电影中某些情节的影响。还有一些梦，是因为身体某部分受到刺激后产生的。例如，睡觉的时候想小便，就常常会梦到厕所。还有一种形成梦的原因，就是强烈的愿望。比如，恋爱中的人，梦中经常会出现恋人的身影；当特别想到某个地方玩，或特别想吃某样东西时，在梦中就经常会如愿以偿。所以，有个叫西格蒙特·弗洛伊德的著名心理学家提出，梦是愿望的实现。

你知道吗

关于睡觉的几个趣闻

据研究人员调查显示，床垫的平均使用年限为 8~10 年。在这么长的时间内，床垫中会集聚大量有害物质。研究表明，寄居在床垫中的细菌会引发儿童突然死亡。

科学家们历时 6 年对数百万成年人的调查研究显示，每天睡觉 6~7 小时的人的平均寿命要比那些每天睡觉达 8 小时的人长。

1964 年，17 岁的伦迪·加尔德内尔曾连续 264 小时零 12 分钟不睡觉，创下一项世界纪录。之后他曾连续睡眠达 15 小时。

在与欧盟的一体化进程中，西班牙开始了反对睡午觉活动，限制传统的午饭后睡觉之举。由于睡午觉的原因，西班牙人每晚的平均睡眠时间要比欧洲其他国家少 40 分钟。

研究发现，叫醒梦游病患者很危险的说法没有任何证据。相反，如果梦游病患者在爬屋顶或有其他非常举动时不叫醒他（她）更危险。

鲸鱼和海豚具有让半边大脑处于睡眠状态的本领。这两种动物的两个大脑半球可以轮换睡眠，以便于它们在睡觉时继续游动和呼吸。

人的一生中平均有 6 年时间都在做梦，人睡着以后大约有 1/4 的时间在梦境中度过。

※ 神秘的梦境

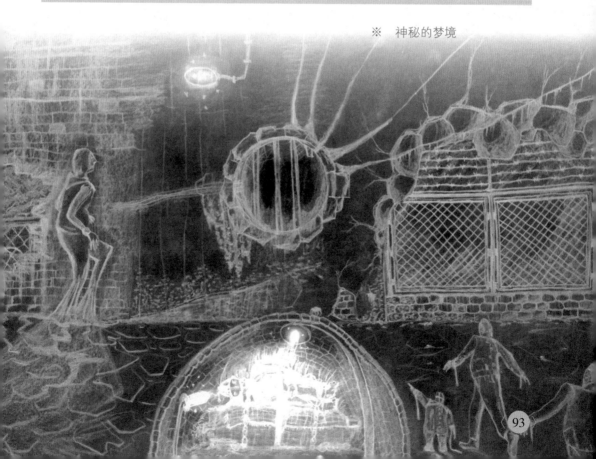

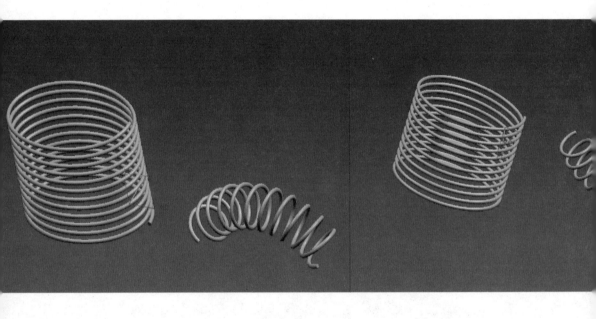

PART6

第 6 章

隐藏在人体中的泰坦巨人

我随着研究对象——男孩，来到一个被叫做体育馆的地方，看到人类各种灵活的运动，我顿时惊异于篮球运动员如此迅猛的爆发力，感叹于体操队员那飘逸和谐的动作。他们把时间、空间掌控得如此精确，同时还能把过程调整得如此平稳和优美，使一个个看似危险的动作结束得那么有艺术性，我惊异于人类对这样复杂动作的完美掌控。那么这些看似非常完美的动作是怎么完成的呢？提线木偶的线到底在哪儿？为了探索其中的奥秘，我想尽了办法，终于了解到，那表面上强健、粗壮的肌肉原来是由无数个柔弱、细小的纤维细丝——肌原纤维所构成的；而每一根肌原纤维背后都有一根神秘的神经在牵引着，甚至人体的骨骼上都遍布着丰富的神经线路，怪不得人体对冷、热、疼痛都敏感易查……

这些有趣的发现，令我更加执着地寻找着运动系统中的人体奇迹……

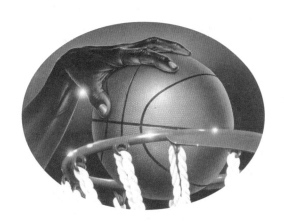

如果没有肌肉，人类都能做什么？ >>

RUGUO MEIYOU JIROU RENLEI DOU NENG ZUOSHENME

你知道吗

无汗运动一样也能健身

　　长时间的持续锻炼是非常重要的。但汗水并不是唯一的答案，你也可以从无汗运动中收获很多。无汗运动又称为"适度运动"与"适度锻炼""轻运动"或"轻体育"。最近，对全世界超过32万名男女研究对象，通过多方面评估适度运动对心血管疾病和寿命影响的研究表明，适度锻炼能使患心脏病的危险降低18%~84%，而且能使死亡率降低18%~50%。

　　人体肌肉系统是一个以柔韧和弹性制胜的"作战部队"，它拥有656个"战士"——肌肉，分布在人体的各个部位。很多人想到"肌肉"的时候，他们往往考虑到的是能看见的肌肉，比如众所周知的臂部"战士"——二头肌。实际上，人们看到的只是人体肌肉系统的"主力部队"——骨骼肌；除此之外，还有两支举足轻重的"后台"部队：一支为内脏肌，另一支称为心肌。

　　骨骼肌就是从人的外观能看到并且人自己能感到的肌肉类型。健美运动员展现出的饱满强壮的肌肉，就是他的骨骼肌。骨骼肌有一个特点，它总是连着骨并且成对地出现，就像两个势均力敌的对手在进行拔河比赛——如果一块肌肉向一个方向拉动骨头，那么另一块肌肉早晚都要从另外一个方向把它拉回来，让骨头处于原来的位置。

　　内脏肌又称为平滑肌，主要出现在消化系统、血管、膀胱、气管和女性的子宫中。它有自己的绝活——它能长时间地维持紧张的状态，不仅如此，更神奇的是它似乎完全独立于它的主人，会自发地收缩。所以，人类从不需要为它费心，神经系统会自动地对它进行随时随地地监控。人类有一日三餐，可绝大部分人都没有意识到自己的肠胃其实一整天都在忙活着做肌肉动作。

心肌，顾名思义，它仅仅在心脏安营扎寨。作为人体的"永动机"——心脏——的守卫战士，它的本领可是上述两种肌肉望尘莫及的——它有极大的耐力和连贯性，这使心脏能经久不衰地走完人生的全程。除此以外，它还具备平滑肌独特的自主"工作"方式，同时还可以像骨骼肌一样强劲有力地收缩。只有这样的三重保险才能保证心肌向全身各处每时每刻的血液供应。

大多数人都觉得肌肉是生来如此、理所应当的东西，没有体会到它的奇妙之处，但是从以下两个关键功能，你就能体会出肌肉不可思议的重要性：

第一，肌肉是人体的"发动机"，把能量变成运动。

※　人类有一日三餐，可绝大部分人都没有意识到自己的肠胃其实一整天都在忙活着做肌肉动作。

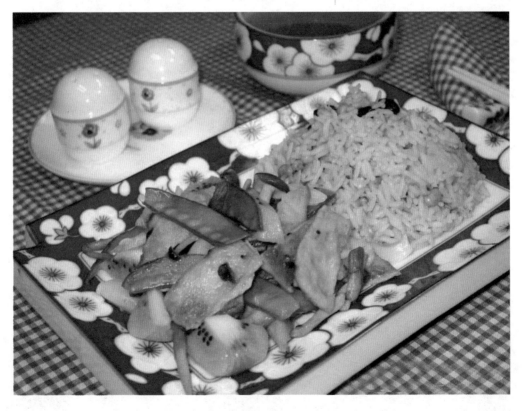

汽车为什么能开动？因为有汽车发动机，它燃烧汽油把热能转化成车轮的动能；工厂的机器为什么能昼夜不停地运转？因为电能支持了内部的电动机。如果不作这个对比，谁能想得到，人体的肌肉正是做着和汽车发动机、电动机一样的工作呢？

第二，想象一下，如果没有肌肉，人类都能做什么？可以想事情！没错，且不说一个生活起居独立的成年人需要用活动——工作——来维持生存，就以一个最不需要肌肉活动的人类新生婴儿为例，我们来分析一下，如果没有肌肉的正常运动，他能不能生存下去。

即使他可以幻想一切而不去行动，不过大脑早晚都会产生吃东西的想法，即使他不用自己去取食物，母亲也会定时来给他哺乳，但是获得母乳的唯一方式还是要用肌肉：用口和舌的肌肉完成吮吸的动作；通过肠胃的肌肉蠕动来消化母乳。

※　肌肉是人体的"发动机"，它释放能量，并把能量转化为运动。

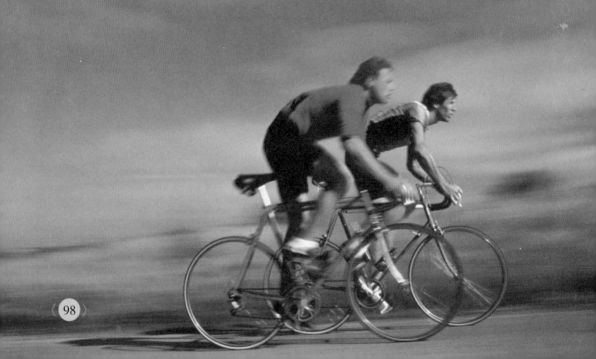

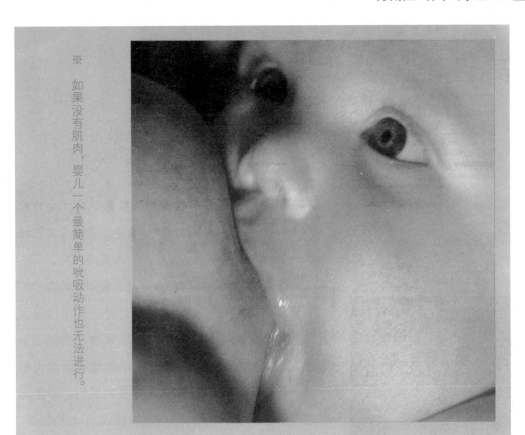

※ 如果没有肌肉，婴儿一个最简单的吮吸动作也无法进行。

所以，用脑想象的任何事物都可以表示为肌肉的运动。从表达一个想法——用喉、口和舌的肌肉来说话，或者用手指的肌肉作手语动作，到各种复杂的活动——多个部位的肌肉完成跳舞、奔跑、骑车等动作。

此外，连看似完全放松的睡觉都有很多肌肉在"加夜班"呢！别以为人躺着、坐着休息的时候所有的肌肉都在休息，肌肉里有一种感受器，它像一个监控员，时刻监控着身体的姿势和状态，不断地传递"状态报告"——神经冲动，总是保证能有一部分肌肉站岗执勤，保持紧张的状态。所以，人类即使在休息的时候，肌肉也不能休息，它要派出千百个肌肉"战士"不辞劳苦地执勤，保障人体体位的协调和平稳。

你知道吗

最优防近视运动

打乒乓球对于增强睫状肌的收缩功能很有益，奥妙在于打乒乓球时，眼睛以乒乓球为目标，不停地远、近、上、下调节和运动，不断使睫状肌放松和收缩，眼外肌也在不停地收缩，大大促进眼球组织的血液供应和代谢，因而能行之有效地预防近视。

高性能的人造"弹簧" >>

GAOXINGNENG DE RENZAO TANHUANG

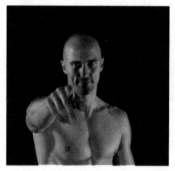

※ 健美运动员照片

你知道吗

一个人力气有多大

肌肉的收缩能产生巨大的力量。据计算，如果6平方厘米的肌肉同时收缩，能举起20千克~60千克的东西。如果人体中3亿根肌纤维同时朝一个方向收缩的话，力量可达25吨，相当于一部起重机。

　　下面主要是要介绍人体肌肉系统的"主力部队"——骨骼肌。不过先别急，来看看这张运动员健美肌肉的照片。在惊叹人体之美的同时，你想不想知道这结实饱满的肌肉内部是怎样组成的呢？

　　骨骼肌就像一股粗电缆，里面整齐地平行排列着大量成束的细电缆——肌束。肌束由几个肌细胞组成，肌细胞细而长，就像棉花的纤维，因此也被叫做肌纤维，它是细长圆柱形的多核细胞，一条肌纤维内含有几十个甚至几百个呈扁椭圆形的细胞核。经过进一步分解又可以发现，每条肌纤维都是由一束束更细的电线——肌原纤维组成。细丝般的肌原纤维沿肌纤维长轴平行排列，每条肌原纤维上都有明暗相间、重复排列的横纹，因此骨骼肌还有一个名字叫做横纹肌。这种电缆式的结构是骨骼肌最突出的特点。

　　骨骼肌是体内最具分量的一个组织，因大多附着在躯干和四肢骨上而得名，约占体重的40%。它通过肌腱固定在骨骼上，带动骨和关节，使人能做出各种各样的姿势和动作。它们个个身强力壮，然而最好别把它们想象成国旗护卫队的战士那样整齐划一、高大英俊，它们高矮胖瘦各不相同，各自具有独特的形态、结构和功能。这些骨骼肌的吃苦耐劳离不开丰富的血管淋巴的"供奉"，是它们保证了骨骼肌的活性和营养。

神经系统是人体各种活动的司令部，躯体运动也不例外。骨骼肌纤维三五一群地聚在一起，齐心协力、相互配合，完成神经系统发出各种运动指令，其中的每一个骨骼肌纤维都至少归属一条神经的管辖。每当神经"命令"下达的时候，每一条骨骼肌根据不同的命令各司其职。其实，神经传来的命令远不会像人类实战中那么复杂多变，一般情况下，它只会告诉肌肉收缩还是舒张，于是在骨和关节的默契配合下，多个肌纤维迅速准确地执行各种命令，共同完成一个协调的动作。

那么，"肌肉战士"从接受命令到具体执行的过程究竟是怎样的呢？神经系统负责将电信号向脊

※ 貌似简单的骨骼肌，原来内部结构是这样的复杂。

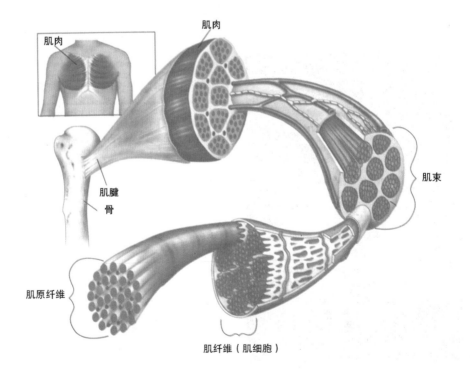

肌肉

肌肉

肌腱
骨

肌束

肌原纤维

肌纤维（肌细胞）

椎下方和各个肌纤维传送，当电信号传到肌纤维表面时，微小的肌纤维接受命令收缩。肌肉收缩时，肌纤维由长变短、由细变粗，就像被压缩的弹簧一样，一旦释放就会爆发出强大力量。肌肉是个非常耐用的弹力棒，被拉长后，随着拉力的解除可以自动恢复到原来的程度。这可是个相当重要的特征，它能减缓外力对人体的冲击，同时使活动中的肌肉能够柔和地挤压静脉血管，促进血液的回流。

当然，一根肌纤维收缩做功的力量是微乎其微的，只担任轻微的工作，然而神经系统是个出色的"组织者"，为了进一步增加肌肉的力量，它会动员更多的肌纤维，无数肌纤维联合收缩的力量就不可估量了。此外，肌肉收缩力量还决定于肌纤维长度，肌纤维愈长，收缩幅度愈大，力量也自然愈大。运动员的肌肉经常受到锻炼，肌肉新陈代谢过程加强，肌纤维增粗增长，收缩性蛋白质增多，肌肉里毛细血管也会更加丰富，结果使整个肌肉的体积重量增大，能量物质的贮备增加。这样，肌肉收缩时就会变得更灵活、更快速、更有力和更耐久。

就连不起眼的嚼肌，力量也大得惊人，我曾远征到北美，发现那里的因纽特人因经常进食坚硬的冷冻食物，嘴嚼肌特别发达，咬力可达 158 千克；还有马戏团里杂技男演员用牙齿咬住一女演员表演空中飞人，更让人触目惊心。据我了解，即使平常人的咬力也有 25~127 千克之大。

经常锻炼的人的肌肉健壮发达、肌纤维变粗，力气也变大。特别是在救人、抢险或生命

※ 人体运动所需要的能量只有 1/4 的能量被真正利用，转化成了肌肉运动的动能，而另外 3/4 却全部浪费在热能上。所以，当人运动的时候，肌肉摸起来烫烫的，这就要靠加速流动的血液把多余的热量携带到表面的皮肤，散发出去。

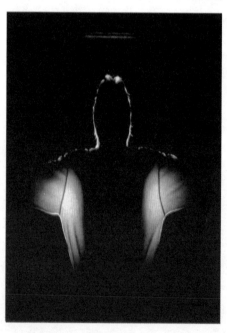

受到威胁的情况下，人体会产生应急机制，此时精神高度紧张，血液循环加快，神经细胞兴奋到极点，肌肉中储存的能量被最大限度地调动，因此会爆发出超乎寻常的力量。

然而，为什么女人的肌肉不如男人的肌肉发达呢？原来，人类和其他地球上的动物一样，在长期的进化过程中，雄性和雌性的身体结构因分工的不同发生了差异。雄性要猎取食物，抵抗入侵者，要想在竞争中生存，就必须身强力壮。自然选择留下了肌肉发达、骨骼粗壮的个体，给他们机会继续繁衍后代，而身体衰弱者被淘汰。另一方面，雌性怀孕生育，哺乳后代，乳房发达，体态丰满，骨盆比雄性宽大，但骨骼与肌肉的发育相对比雄性弱一些。

虽然经过锻炼，女性的肌肉也可以练得很粗壮；男性发达的肌肉如果长时间不去锻炼，亦会萎缩松软。但是，女性的解剖结构与男性的差异仍然存在：女性肌肉的质与量相对比男性弱，而脂肪组织相对比男性多。

肌肉负责完成人体的各种活动，因此它是人体中氧气和养分燃烧最多的地方，肌肉的活动越强烈，需要的氧气和营养越多，对肺和心脏的要求也就越多，所以呼吸加快，血液循环加速。其实，完成这些活动所需要的真正能量来自于储存在肝脏中的葡萄糖。葡萄糖产生化学能，供给肌肉的活动，然而只有四分之一的能量被真正利用，转化成了肌肉运动的动能，而另外四分之三却全部浪费在热能上。所以，当人运动的时候，肌肉摸起来烫烫的，这就要靠加速流动的血液把多余的热量携带到表面的皮肤，散发出去。

你知道吗

瘦身运动宜选有氧运动

肌肉运动需要的能量来自于两部分：体内的糖和脂肪。

无氧运动——进行短时间的剧烈运动时，人体处于暂时的缺氧状态，体内的糖大量分解，产生能量供肌肉使用，并不会消耗脂肪。

有氧运动——进行长时间的耐力运动时，体内糖提供的热量远不能满足需要，通过增加氧气的供给，使体内脂肪经过氧化分解，产生热能供人体使用。

所以瘦身运动最好采用有氧运动，如步行、慢跑、游泳、自行车、跳操、跳舞等。

"建筑师"的杰作 >>

JIANZHUSHI DE JIEZUO

肌肉是个遍布全身，集人体运动、基本内脏活动、心脏跳动、保护身体几个强大功能于一身的重要角色，然而，身体的活动不是只靠肌肉就能完成的，如果没有骨骼的支撑，人体就会像水母一样软弱无力，肌肉摊作一团，任何事情都做不了。除此之外，骨骼像盔甲一样保护着人体：脊柱两边有12对肋骨，排列在胸腔周围，保护胸腔内的心、肺等重要内脏器官，防止其被外界伤害；脊椎骨包被着人体的脊髓；而头颅骨则守卫着最宝贵的脑部；还有一个不可忽视的部分——关节，有了它的存在，这些骨头才能完美地结合在一起，四肢和躯干才能运动自如。另外，骨骼还是钙、磷、铜、锌等微量元素的转运仓库。

人体的骨骼一般有206块，它们构成了人体的"支架"，有些人会多几块或者少几块，但只要不影响到正常的生活就没什么大碍。这200多块骨头形状各异，可谓无奇不有，最长、最结实的股骨——又称大腿骨——可达半米多，左右两条大腿骨承担着整个人体体重，其实它真正的载重量远不止于此，它能承载起一辆小轿车的重量。而最小的骨是中耳里的只有一个小米粒大小的镫骨，只有0.25~0.43厘米长。

你知道吗

如此坚硬的骨质由什么成分组成的呢？

配方：

水 50%；

脂肪 15.75%；

有机物（骨胶质等）12.4%；

无机物（钙、镁、钠、磷等）21.85%。

正是这些物质所构成的组织结构才保证了骨骼有一定的坚硬度。

完整的骨表面并不是光溜溜的，它的最外层穿着一件色彩丰富、感觉灵敏的"迷彩服"——骨膜，致密结缔组织构成的透明质地中，分布着红色的动脉血管和蓝色的静脉血管，还有白色的神经点缀在其中。外衣内侧是骨质，是骨骼中真正坚硬无比的部分，"钢筋铁骨"主要指的就是骨质对人体的支撑。其中，致密而坚实的是骨密质，疏松成海绵状形成一个个小空隙的是骨松质。

再内层就是骨髓占领的地盘了，它宛如丝瓜筋络，是制造血液的"工厂"。因为每种骨骼的结构稍有不同，这里我们分别来看。

长骨，顾名思义长得像一个大长筒，中部较长的那一段叫做骨干，人体的四肢有很多这样的长骨，例

※ 这就是长得像竹子一样的长骨，在它的中央是黄骨髓。

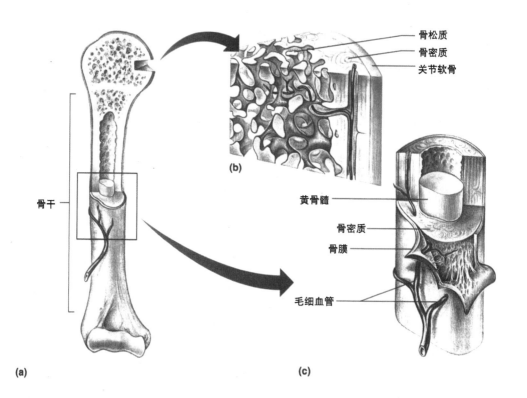

骨松质
骨密质
关节软骨

(b)

骨干

黄骨髓

骨密质

骨膜

毛细血管

(a)　　　(c)

如刚才说到的股骨，还有尺骨、桡骨等。长骨的结构比较特别，它像竹子一样外实中空，外层有很厚、坚硬、致密的骨密质，中间是骨髓腔，里面充满着骨髓。

在人类的幼年时期，长骨里的骨髓是红色的。红骨髓不但光鲜美丽，而且很有本事——它能造血，它是个不求回报、终身忙碌的"大工厂"，负责绝大部分红细胞和白细胞的生产。人体中每一秒钟就有大约120万个红细胞死掉，所以骨髓的工作压力很大，它要源源不断地向血液提供新鲜的红细胞。然而，随着年龄的增加，鲜亮的红骨髓会逐渐被黄骨髓所取代。相比之下，黄骨髓就逊色很多，它的组成成分变成了脂肪组织，因此失去了造血的能力。

从长骨的结构图中不难发现，这是一个管状的结构，可别小看这个结构，因为其中蕴含着一个很重要的建筑学原理：同一重量的材料，管子比柱子结实。也就是说，如果人体内的骨头都换成实心的，同时还想保持同样的体重和坚韧程度，那人体必需缩小成不到原来体型一半大小才能实现。人体骨骼这样周密完美的结构，似乎是一个天才建筑师的杰作。

长骨的两端、短骨（呈立方体，如跗骨、腕骨）、扁骨（又宽又扁，呈板状，如颅顶骨、肩胛骨）和不规则骨（如脊椎骨）的结构相似，它们的表面也都有一层骨密质，但它的中心不是骨髓腔而是骨松质。和骨髓腔一样，在类似于海绵的一个个"小房间"里也充满着骨髓，不同的是，这里的骨髓不会变成黄骨髓，它终生美丽，永葆青春。

虽说管子式的骨头相对结实一些，但遇到一

你知道吗

小孩在夜间长得更快

小孩在夜间长得更快的说法确实有一定道理。美国科学家最新研究发现，90%的骨骼生长都发生在夜间。他们推断说，这可能是由于，当动物走动或站立时，骨骼末端由软骨组织组成的生长板受到压迫，阻碍了骨骼生长，而当它们躺着时，生长板所受压力消失，骨骼于是开始生长。

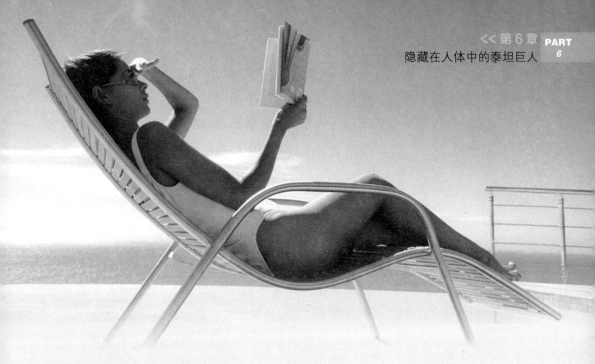

些意外的猛烈碰撞或摔打时，它也难逃骨折一
劫。骨头断了，听起来令人惊慌——幸好，有成
骨细胞和破骨细胞存在。它们一个是泥瓦匠，
负责骨骼结构的搭建与修复，另一个是拆迁工，
负责将破败的骨质溶解消化掉。人类对付骨折
的医学手段也就是充分利用了骨骼细胞的这种
自我修复能力。

　　成骨细胞位于骨膜内层，它能制造出有韧性
的胶原纤维。纤维状的一个个小梁组成骨的构
架，中间的空隙里沉积着胶状的混合物——骨基
质，它的主要成分是钙盐，这是保证骨骼坚硬
的基础。这样的结构就像盖摩天大楼时的钢筋
混凝土一样结实，既抗张力又耐压力，还具有
很强的韧性。

　　破骨细胞的作用和成骨细胞是相反的，它负责
不断地破坏旧的骨质，并把它们消化吸收掉。其实，
骨在不停地进行着新陈代谢，它不断地沉积钙盐形

※　日光浴是一种很好的补钙
方法。

成新骨，同时又溶解旧骨，并把各种溶解后的离子输送给血液。在骨骼的不断建造中，骨骼的强度和形状越来越适合它所承担的力，所以经常进行体育锻炼的人，骨骼更加粗壮坚实。

其实，骨骼并不是生来就那么坚硬、结实的。刚出生的婴儿骨胶质成分较多，所以骨骼比较松软，这有利于他们从母亲的子宫里顺利分娩。这些柔软的骨骼要经过一个"钙化"的过程，才逐渐变得坚硬起来。要说骨骼负担最重的时期得算人类的童年，它不仅需要承担日益增加的体重，还要维持自己的不断生长，因此，这些"年轻"的骨胶质成分较多的骨骼虽然弹性好，但是很容易变形。

随着年龄的增大，钙盐所占的比例逐渐增大，弹性相应地越来越小，因此老年人最容易发生骨折。此外，骨质疏松症也是骨头的一大克星，骨骼变得疏松了，即使轻微的外力作用也有可能造成骨折，而且这种骨折还相当不容易修复。想想看，原来组成骨松质间隔的、细小坚硬的骨片变薄，

※　骨折的几种情况示意图

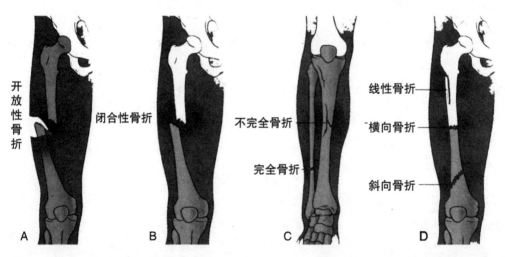

开放性骨折　　闭合性骨折　　不完全骨折　　完全骨折　　线性骨折　　横向骨折　　斜向骨折

A　　B　　C　　D

从而使间隔变大，骨头中的空隙因此增加，密度和强度自然都减小，变得又轻又脆。人在20多岁的时候，骨骼的密度和强度达到最大，以后开始逐渐减少，尽管或许没有表现出症状和迹象，但几乎每个人都开始不同程度地出现骨质疏松。

说起骨质疏松的起因，这还得先说说血液。人类不断循环的血液中含有少量的钙离子，然而它的作用非常关键，它关系到神经的传导、血液的凝固，甚至肌肉的收缩，包括心脏的跳动，所以人体血液对钙离子的含量要求非常精细。而骨骼正是身体中最大的"钙库"，储存着体内99%的钙，血钙多了，它可以储存，血钙少了，它可以补充，及时地参与血液中钙离子浓度的调节。但是当骨中的钙质减少的时候，新生成的骨质量不能满足被吸收的骨量，后果就是骨的净量减少，导致骨质疏松症。

人体补钙有高招

晒太阳有利于维生素A和D生成，利于钙吸收。

运动有利于钙沉积，预防老年骨质疏松。

补钙最好、最经济安全的途径是食物，补钙食物有豆、奶、粗粮，尤其是增加牛奶及其制品的摄入，发酵的酸奶更利于钙的吸收。

过量饮酒和咖啡、吸烟都对骨健康有害。

※ 经常进行体育锻炼的人，骨骼会更加粗壮坚实。

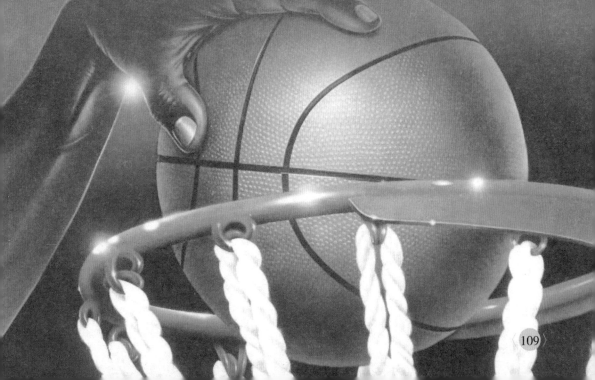

机器人缺失的环节 >>

※ 一白天的活动使人体肌肉、韧带都处于紧张压缩状态，临睡之前人的身高达到了最小值。而经过整夜的睡眠休息之后，所有的肌肉、韧带都得到彻底放松，人的身高也就出现"早高晚矮"的有趣现象。

前面说过，肌肉没有骨骼的支撑会成为一摊烂泥，不过要想让这些"大老粗"骨骼和柔韧的肌肉巧妙配合，完成一个个灵巧的动作，也是件很困难的事情。想想看，人体全身有 200 多块骨头，这个队伍可谓庞大，它们是怎样结合成整齐有序的"人体机器"的呢？颅骨之间通过骨缝连接在一起，这个连接不能活动；把 33 个脊椎骨连成串儿的是叫做椎间盘的"小垫子"，虽然脊柱能弯、能扭、能让头转动，却也只能适可而止，不能大范围地活动；真正能让骨骼灵活自由活动的是骨骼间一个特殊的结构——关节。

脊柱是人体的中轴，两椎之间的椎间盘经常会在身高上给人类出些小难题，它是影响人体一天中身高变化最为密切的部位了。它是盘状软骨，坚固而富有弹性，可以承受很大的压力，同时减缓冲击以保护脑髓。也正是由于它的存在，脊柱可以进行各种方向的运动。白天的工作和学习，全身各处肌肉、韧带都处于紧张压缩的状态，脊椎骨也紧紧地靠在一起。然而经过整夜的睡眠休息之后，具有弹性的椎间盘没有了压力而得到放松，脊柱就会因为放松而变得稍稍长一些，人的身高也就出现"早高晚矮"

的有趣现象。

　　此外，还有一个比较有趣的现象，人在年老之后身高会比年轻时矮，好像缩水了。这是因为人的椎间盘含水量会随着年龄的增加而减少，体积因此会变小。另外，人年老之后，疏松的骨质使脊椎弯曲变形，再加上脊柱长时间的承重，于是脊柱显得短了很多，所以，老年人的身高相比于他年轻时的身高要矮一些。

　　绝大部分骨之间都是通过关节连接在一起的。如果没有运转自如的关节，人体的活动就会像机械人一样呆板，肌跨过关节，通过肌腱附着在两块不同的骨头上，收缩和舒张就会引起肢体的屈曲和伸直，借着骨骼和关节的帮助，肌肉就能产生最大范围的活动。膝盖就是人体中最复杂的关节。

※　人们经常说"人的年龄越大，身材越矮小"，其实这是骨质疏松在作怪。随着年龄的增大，疏松的骨质导致脊椎骨变形，形成驼背、小腹突出、显得身材矮小，还会引发脊椎骨的各种疾病。

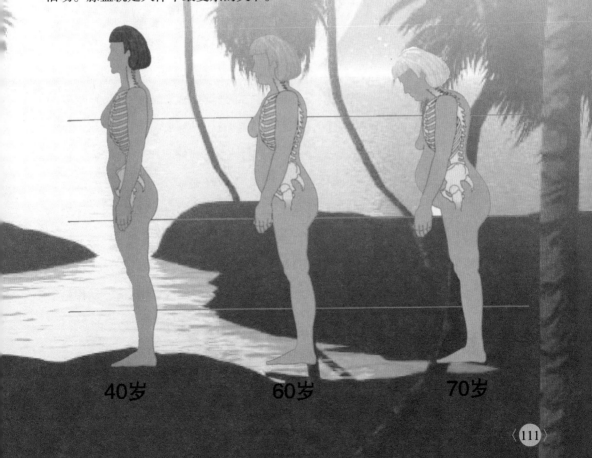

40岁　　　60岁　　　70岁

方寸之间
缔造传奇 >>

FANGCUN ZHIJIAN
DIZAO CHUANQI

为什么大多数人右手比左手灵活？

人们用右手的习惯，是在长期的劳动中渐渐养成的。就这样，"右利"的现象由后天的习惯变成了先天的遗传。

在人的身体中，神经的经络是中途交叉的，因此右手归大脑左半球"管"，左手归大脑右半球"管"。由于人们经常使用右手，渐渐地，左边的大脑半球的活动也变得复杂一些，而这又反过来促使人们更经常使用右手。

在人体的骨骼这个大家族中，每一个个体都为了不同的目的，在人类繁衍生存的过程中不停地进化着，使人类的身体结构越发趋于完美。手臂由横越肩膀的骨骼架构而成，并且肩胛骨并未与胸腔联系，因此手臂有极大的活动范围。然而人体工程中最惊奇的成果要算手了：面向其他四指的拇指给予我们敏锐而结实的握持力，而脆弱的指骨和灵活的关节则用来承担精密的工作。

人体的一切活动，都在大脑的直接或间接控制下完成，身体的每一部分都在大脑皮层上都有相应的投射区，手也同样遵循这个规则，它有一块属于自己的"地盘"。当躯体感受到外界事物的时候，它和大脑皮层相连的那条神经路线全面开通，把接收到的信息传给大脑，经过大脑的分析再把结果传出来。

然而，一个有趣的现象是，人类大脑皮层上投射区的大小和躯体的分布却远不成比例。大脑理所当然地偏爱勤劳的"孩子"，往往活动积极、动作精细的身体部位输入的信息量大，大脑分给它们的"地盘"也因此相对大一些。手就是在皮层中占了相当大"地盘"的一个"大地主"，这和它在人体中所占比例极不相称。正是由于手总是兢兢业业地从事各种工作，很少偷闲，所以，大脑要花费更多的精力来"关注"手，对它提出的"要求"尽快"满足"。尤其是大拇指，仅仅做一个简单弯曲活动，就会在脑电波中发现大面积的活跃现象。

我们在介绍人体的每一部分时，都会提到它的维护和保养，它们不能过度劳累，否则就会使人体疾病缠身，然而，在人体中，其实最不知疲倦、任劳任怨的却是现在提到的手，而且不管经历多长时间的劳动，也没有听说过哪只手被累倒了。强健的举重靠的是它，细致耐心的绣花离了它难如登天，人类的衣食住行哪一样都得通过它才能实现。

虽然这个"万能工具"的占用的空间不大，但里面的零件却不少。一只手上有27块骨头，占了全身骨骼总数的1/7还多；手指上每平方厘米的"土地"下，都埋藏着数十个接收外界刺激的神经末梢，因此它是身体最敏感的地方，冷、热、触、痛，它都能清楚、迅速地做出判断。此外，手掌是全身汗腺最丰富的部位。想想生活中的一些小事：伸出手来判断风向，用手试洗澡水的温度，手指读盲文，收银员熟练地点钞票，打字员敏捷地打字，哪一件都是其他器官替代不了的。

手还有一个被称为人体自然身份证的特征，就是世界上任何两个人都相互不同的指纹。指纹一旦形成，就成为某个人终生不变的一种标志。它如同

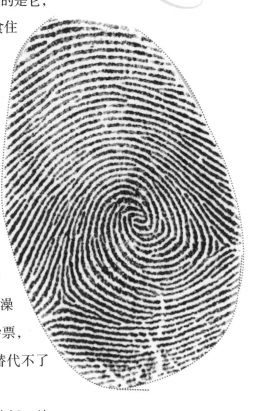

※ 指纹可以称得上人体的自然身份证，指纹一旦形成，终生不变。

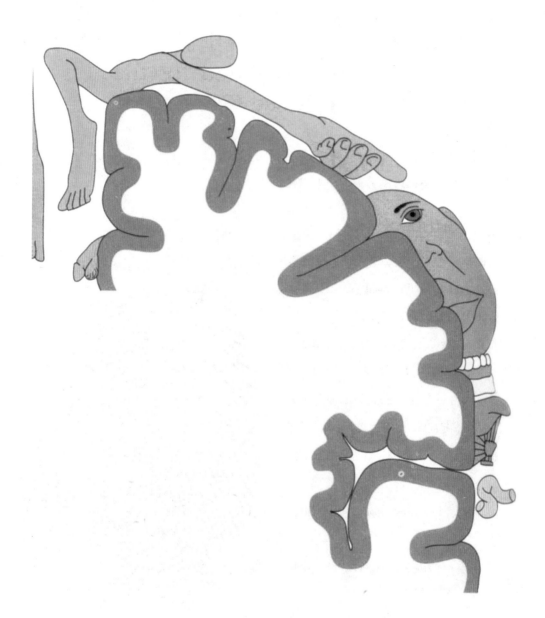

※　在大脑皮层上的投射区

被施过魔咒一样，即使用火烫、用刀割、用化学药品腐蚀手指表面，等伤口痊愈后，指纹依然不变。指纹由不同长短、形状、粗细、结构的纹线组成，分为斗、箕、弓三种基本类型。这些形态各异的图案不仅可以在刑侦、鉴定中充分体现它的价值，而且从中可看出某些疾病的迹象。例如有一种先天性痴愚病，这种病人的指纹便不同寻常。此外，很多机密地点都开始应用一种"指纹钥匙"，这种"钥匙"就是人的指纹，只要用手指按一下设在门上的计算机，门就能自动打开。

　　相比之下，人类的脚似乎就显得笨拙很多，这是什么原因呢？这得从人类的祖先——类人猿——谈起。那时的他们还是用四肢走路，手和脚一样不灵活。在逐渐的进化过程中，手和脚的分工出现了差异，开始向不同的方向分化。手经常从事劳动，在精细运动的锻炼下越用越灵，手上的肌肉逐渐变得细小灵活，而且分工细致。而这时的脚却终日忙于支撑身体，无暇顾及细小的运动，因而依旧笨拙。"用进废退"在这里得到了充分诠释：手进步了，而脚停步不前。

一分钟了解你的骨骼与肌肉

　　骨骼肌是肌肉系统的"主力军"，每一块肌肉都具有一定形态、结构和功能，由内部分布的血管、淋巴供给它的正常工作，在躯体神经支配下进行随意运动。肌肉具有一定的弹性，可以减缓外力对人体的冲击。肌肉内的感受器，不断将冲动传向中枢，反射性地保持肌肉的紧张度，以维持体姿和保障运动时的协调。

　　骨骼是人体的支架，使人体具有特定的形状，使脑、心脏、肝、肾等器官不易受到外力的损伤。骨组织一个非常重要的功能就是制造血细胞。骨骼的坚硬表层为血细胞的产生提供保护层。而腿骨、髋骨、胸骨等外层中的红骨髓是循环系统和白细胞、其他血细胞的源泉。细胞的"祖先"，也就是通常所谓的干细胞，会发展成许许多多不同种类的免疫细胞，如粒性细胞、单核细胞和淋巴细胞等。

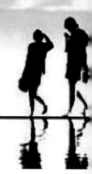

PART7

第7章

伸向大自然的
万千触角

　　中国有一个传统的民族杂技叫做"双簧"，在这个表演过程中，人类把眼看、耳听、嘴说以及躯体运动几个身体功能的和谐配合表现得淋漓尽致。而协调统一这些活动的，正是身体的"管理机构"——中枢神经系统。人类的一切信息都是通过感觉器官获得，再由"管理机构"统一处理的，丧失了感觉机能就不可能对内外环境变化作出反射性的反应，从而无法适应环境，难以生存。在对人体内骨骼肌肉组成的运动系统的探究中，我已经深切感受到了神经系统创造的奇迹，然而面对更加复杂、精细的感觉器官，除了它们神秘的结构牵动着我，它们和神经的和谐配合也是我这次考察的重点。按照眼睛—耳朵—舌头的顺序，我开始了人体之旅最为生动的一课……

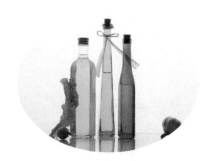

七彩世界的"使者">>

QICAI SHIJIE DE SHIZHE

人类发明的计算机凭借键盘的输入和屏幕的输出可以处理所有问题，而人体却是一个更加便捷然而复杂千百倍的"智能机器"，在他的体表和内部分布着无数个"输入设备"——感受器——用来感受机体内外环境各种变化。这些感受器不断地向大脑提供信息，经过具有CPU功能的大脑皮层的精确计算，身体的反应就是计算机的输出结果。人体所获取的知识全部来自各种各样的"外界输入"，而其中80%的信息都来自一对乒乓球大小的装置——眼睛，这就是我的"感觉之旅"的第一站。

眼睛可是五官当中的佼佼者，也是人体中最重要、最精巧、最完美的感觉器官。它的来路可不简单——它直接通向大脑，是大脑的延伸部分，所以眼睛有"脑之天窗"的美称。眼睛不仅是重要的视觉器

※ 这双眼睛里充满了好奇和希望。

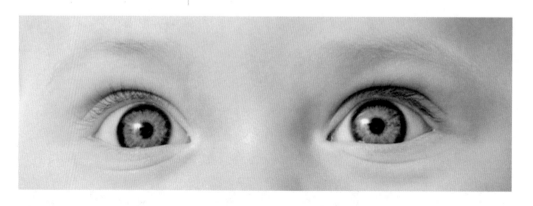

你知道吗

"三庭五眼"之美

古人视面部"三庭五眼"为美。那么什么是"三庭五眼"呢?

在面部正中画一条通过额部——鼻尖——人中——下巴的轴线,通过眉间作一条水平线,通过鼻翼下缘作一条平行线。这样两条平行线就将面部分成 3 个等分;从发迹线到眉间;眉间到鼻翼下缘;鼻翼下缘到下巴尖,上中下恰好各占1/3。这就是所谓的"三庭"。

其次是"五眼",是指左右眼角外侧到同侧发迹边缘,刚好是一个眼睛的长度,两个眼睛之间呢,是一个眼睛的长度,加一起正好是"五眼"。

官,还是容貌的中心。一个人的眼睛,特别是眼神的微妙变化,通常是表达各种感情、体现内在美和外表美的窗口,因此眼睛又被人类公认为"心灵之窗"。一双清澈明亮、妩媚动人的眼睛,不但能给人类增添魅力和风采,而且还能掩饰其他器官的不足,可谓"一眼遮百丑"。

下面我就从眼睛的结构谈起。

人们通常认为眼睛就是眼球,其实不对。眼睛的结构其实分为三部分:眼球、视觉通路(主要为神经组织)和眼附属器(包括眼睑、眼外肌、泪器等)。形象一些地说,它们就好似灯泡、电路和灯罩。眼球接受外界光线的刺激;视觉通路把光波信息经过处理变成视觉冲动,传至大脑的视觉中枢,从而获

※ 眼睛是心灵的"窗口",而明亮的"窗口"要有勤劳的清洗工来维持,这个清洗工就是泪腺。

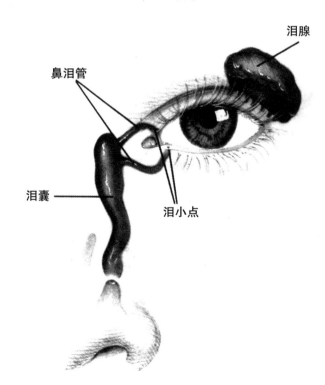

泪腺

鼻泪管

泪囊

泪小点

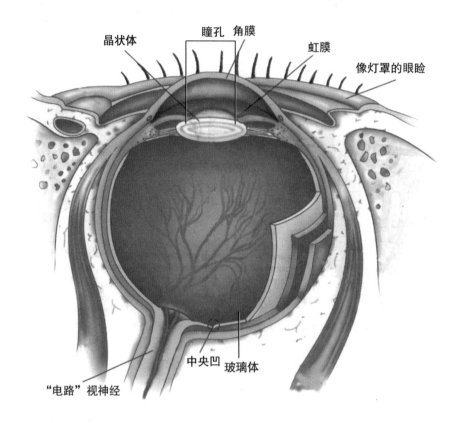

晶状体　　　瞳孔　角膜　　　虹膜　　像灯罩的眼睑

中央凹　玻璃体

"电路"视神经

※　眼球是一个乒乓球大小的球体，平时从外观看到的只是它很小的一部分。

得视觉图像；眼附属器则承担起维护眼球及视觉通路正常工作的责任。当然，在这些结构中，最重要的当数眼球了。

眼球的构造十分精致，有人将它比作照相机，其实应该说照相机是模仿眼球制造出来的。照相机的主要部件有镜头、光圈、暗箱、底片和调节装置等，而眼球具备与这些一一对应的类似却又倍加复杂的结构。

首先，角膜是光线进入眼球的第一道关口，它相当于照相机的镜头，是眼球前部的透明部分，光线经此射入眼球。由于它经常受到泪水的冲洗，因此总显得水汪汪的，一尘不染。俗称的"黑眼珠"

其实最能体现它的透明无瑕，由于眼球壁的其他部分好像照相机的暗箱，通过这层透明组织看暗箱般黝黑的眼内时，才产生黑的感觉。角膜上皮层有十分敏感的感觉神经末梢，对痛觉、触觉极为敏锐，它是眼睛内部结构的报警装置，为保卫眼睛立下了汗马功劳。然而角膜对冷觉却不敏感，因此它有"不怕冷的大将军"之称，刺骨的寒风中人们把全身上下裹得严严实实，唯独不用费心的就是眼睛了。

如果角膜受到外伤或者细菌、病毒等致病微生物的感染，就会使透明的角膜混浊变形而失明，也就像照相机的镜头不能通过光线，无法拍摄照片一样，这时人们只好去相机修理铺擦拭或更换镜头。角膜损坏了则要通过角膜移植术除去混浊角膜，换上透明、健康的角膜。但是角膜很珍贵，可供移植的角膜材料严重短缺，致使患者只能在黑暗中苦苦等待。所以，越来越多的人志愿在死后捐出自己的角膜使需要角膜的患者重见光明。

呈辐射褶皱状的虹膜围成了眼球中央的一个小孔——瞳孔。照相机在拍摄时，根据光线的明暗，

生活小常识——为什么打呵欠时眼泪汪汪？

在人的两只眼睛外上方的眼眶里，各有一个泪腺。除了睡觉之外，泪腺时时刻刻都在分泌泪水。平时，泪腺分泌的泪水很少，这些泪水通过泪道流到鼻腔中，因此人几乎感觉不到自己在流泪。人在打呵欠时张大了嘴巴，一股气体从口中冲出，这时口腔内的压力很高，鼻腔内的压力也随之而增高，泪水通行的泪道暂时受阻，便只得夺眶而出，出现眼泪汪汪的情况。

生活小常识——戴隐形眼镜要注意

戴隐形眼镜而引发的炎症会对角膜造成无法挽回的伤害，所以一定要遵守以下注意事项：

注意用眼卫生。即使镜片的质量再好，也会阻碍眼睛对氧气的需求，导致细菌的滋生，因此要及时对镜片进行清洁。

每天佩戴隐形眼镜不超过10个小时。如果镜片干燥变硬，容易损伤角膜。

不戴隐形眼镜睡觉。

隐形眼镜和框架眼镜各准备一副，交替使用。

你知道吗

虹膜知道你是不是健康

虹膜学是通过一种仪器，把人的黑眼珠拍摄下来，通过虹膜的形状，可以看出体内各器官的状况、特别是五脏六腑的平衡状况及精、气、神的体现，毒素累积的部位及程度，从而找出其长斑、肥胖、长痘、衰老的原因，这个过程中人体没有任何疼痛、伤害和危险。

虹膜能检测到很多身体潜在的不健康因素。例如，身体缺什么营养；身体什么器官、腺体和组织有遗传性的衰弱；什么器官最需要及时滋补、康复；各器官的血液循环情况，等等。

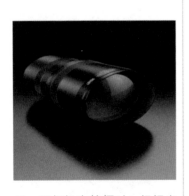

※ 照相机在拍摄时，根据光线的明暗，需要随时调整光圈。瞳孔也起着同样的作用

需要随时调整光圈。瞳孔也起着同样的作用：当光线太强时，瞳孔会慢慢缩小，挡住过多的亮光；当光线太弱时，瞳孔就会自动放大，以便让尽可能多的光线进入，有助于在暗光下分辨物体。经过瞳孔的调节，眼睛里接受的光线总是恰到好处，一旦瞳孔的调节出现问题，"照片"就会曝光不当，影响成像的质量。

虹膜上有非常丰富的血管，而这些血管的形状、走向、分布在一个人的一生中都保持不变，并且每一个人都各不相同，因此就像指纹一样，虹膜是人类的另一个"天然身份证"。此外，不同地区的人类拥有不同颜色的眼珠，这其中的奥秘也在于虹膜。东方的黄种人大都有一双黑色的眼睛，而西方白种人的眼睛则有好几种颜色：蓝色、绿色、褐色、灰色、黄色。因为虹膜中含有许多色素细胞，在这些细胞中所含色素量的多少决定了虹膜的颜色，也就是眼珠的颜色。而且，色素细胞中的色素含量与皮肤颜色是一致的，并且与种族的遗传有关。虹膜中色素含量多，眼珠看上去呈黑色；色素稍微少一些的，就成为褐色眼睛；色素最少的就形成蓝眼睛。

晶状体位于瞳孔虹膜后面，是一个起凸透镜作用的、圆鼓鼓的"小胖子"，它看起来笨笨的，可它晶莹剔透并且富有弹性，活动很敏捷。它能滤去一部分紫外光，保护内部的"胶卷"——视网膜。最重要的是，人类既能看近处的书籍、电脑，又能看远处的高山流水，全依赖于晶状体的调节，所以说，晶状体是世界上最智能的全自动变焦"镜头"。

看远处时，晶状体呈扁平型；看近处时，晶状体依靠其本身弹性变凸。通过这样的调节，光线最终聚焦在视网膜上。如果光线不能聚焦在视网膜上，就导致了几种异常情况：光线聚焦在视网膜之前称为近视眼；聚焦在视网膜之后称为远视眼；不能聚焦在一个点，称为散光眼；晶状体劳累几十年之后难免出现老化失调情况，身躯不再像年轻时那么灵活地"想胖就胖，想瘦就瘦"，这就是"老花眼"。

晶状体内没有血管，那么它是靠什么维持正常的"工作"呢？原来它所需要的营养来自分别位于晶状体"身前体后"的前、后房水。前房和后房因此而变得格外重要，如果房水的代谢出了问题，晶状体就会因为营养不良而发生浑浊，本应透明的晶状体就成为乳白色，不仅使人的眼睛变得黯淡无光，而且还会影响视力，这就是普遍存在的一种眼部疾病——白内障。在我造访的这个时代，人类的医疗技术水平已经很高了，治疗白内障的方法很多，而最常用的就是干脆把已变得不再透

※ 晶状体是世界上最智能的全自动变焦"镜头"。从图中可以明显地看到，这个"小胖子"面对远景时变得比较扁平瘦长，然而当物体逼近到眼前时，它就愈发丰满圆润起来。

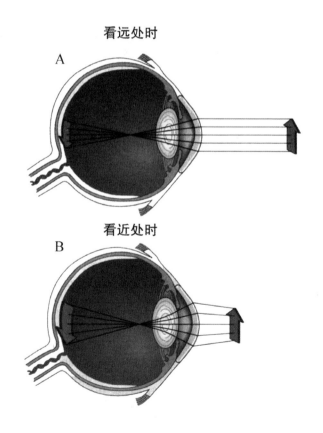

看远处时

A

看近处时

B

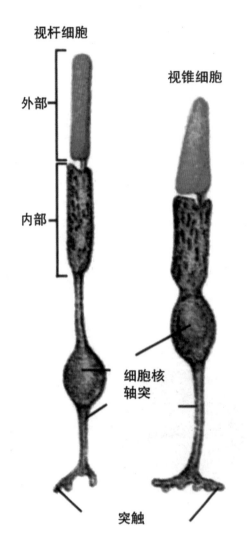

视杆细胞

视锥细胞

外部

内部

细胞核
轴突

突触

※ 这些视锥细胞和视杆细胞像天线一样随时准备接受外部传来的光信号。

明的、旧的晶状体拿掉，换上一个人造的新晶体，立刻焕然一新，还很好用！这就是人工晶体植入术。

脉络膜和巩膜包裹着除了裸露部分的全部眼球，具有遮光作用。巩膜呈不透明乳白色，就是俗称的"眼白"，它就像相机壳，对眼球的内部结构起保护作用。脉络膜衬在巩膜的内侧，它像一件神奇的"营养外衣"。首先，它和巩膜一起齐心协力保卫眼球；其次，因为其内部富含血管，它还把眼球"喂"得胖胖的，使眼球身体倍儿棒；此外，它和虹膜含有充足的色素给眼球这个"高级相机"提供一个安全、保险的"暗箱"，使光线集中而容易成像。

照相机中的胶卷，是最后感光成像的部位，也是成像好坏的关键。而人眼的视网膜就是一个质量相当好的高级胶卷，有些人的"胶卷"终身都能洗出清晰的"照片"。这个高质量的"胶卷"拥有非常复杂的结构，在仅厚0.1~0.5mm的薄薄一层中竟有10个功能不同的细胞层。其中最具关键地位的要数感光细胞了，当它们接收到光的刺激信号后，会将信号转变为神经冲动，通过视神经的传递，传到大脑皮层的视觉中心。这样，人就能真实地感受到大千世界的形象和色彩了。

再进一步探究发现，小小的感光细胞内部也有明确精密的分工呢。它们分为两个小分队——"视杆细胞"小分队和"视锥细胞"小分队，它们分别承担着明亮世界和黑暗世界的视觉重任。首先看看它们可爱的样子吧，就是这两种不起眼的小不点细胞让人类知道了什么是方、扁、圆和红、绿、蓝。

就像它们的名字，视杆细胞呈杆状，而视锥细胞像一个锥子，它们分别在不同的亮度环境下工作。

当光线增强到一定程度时，就是视锥细胞大显身手的时候了。分别含有不同色素的三种视锥细胞——红锥、绿锥和蓝锥，它们专门"追踪"各自对应的颜色后发出不同的信号。赤、橙、黄、绿、青、蓝、紫分别由红、绿、蓝三种基本色组成，"五颜六色"会使这三种视锥细胞综合发出不同的信号，从而产生良好的颜色感觉。

当光线降低时，视锥细胞逐渐力不从心，这时就只有"能者多劳"的视杆细胞承担无色视觉的工作了。视杆细胞个头大，"法力"也自然高强一些，它内部的一种叫做"视紫红质"的色素分子对光刺激的敏感性极强，因此人类即使在夜晚或微光情况下也能看到物体，不过，此时人们眼前的世界就变成了黑、白、灰色的了。

了解了眼睛的结构之后，我来总结一下眼睛工作的大致过程：自然界各种物体在光的照射下反射

你知道吗

噪音也会伤眼睛

最新科学研究证实，噪音也会伤害眼睛，引起视力疲劳和视力减弱。当噪音强度在 90 分贝时，约有一半的人会出现瞳孔放大，视物模糊；当噪音达到或者超过 110 分贝时，几乎所有人的眼球，对光亮度的适应都有不同程度的减弱。

这就是为什么长时间生活在噪音环境中的人，特别容易发生眼疲劳、眼胀痛、眼发花，以及视物流泪等多种眼损伤现象的缘故。

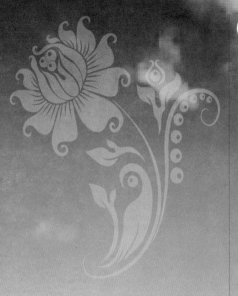

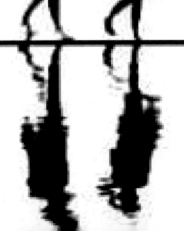

📷 小／插／曲

灰色的记忆

从富有弹性的晶状体、玻璃体，到充满视神经的视网膜，我在这个乒乓球大小的"星球"上不仅能观察到外面的大千世界，还可以沿着视神经顺便去大脑里转一圈。这里面的圈圈（视网膜、脉络膜等）、球球（晶状体、玻璃体、前房、后房）线线（血管、神经）令我眼花缭乱。此外，我还在"视觉之游"中学会了识别各种颜色，了解到，原来还有一些人对颜色分辨不清，他们被叫做"色盲"。这些人的视锥细胞出了问题，七彩世界在他们眼中是一片灰暗，仅有明暗之分，没有颜色差别。我经过追踪发现，原来这种病是遗传病，父母如果有一方患有色盲，孩子就很有可能患病，而且男性患病几率远远高于女性。

※ 夜晚时分，人们眼前的世界就变成了黑、白、灰色的了。这是因为弱光环境下视锥细胞逐渐力不从心，就只有"能者多劳"的视杆细胞承担无色视觉的工作了。

出明暗不同的光线，这些光线通过角膜、晶状体等结构的折射作用，聚焦在视网膜上，视网膜上的感光细胞产生一系列的电化学变化，将光刺激转换成为神经冲动，通过视觉通路传导至大脑的视觉中枢，完成视觉的实现。在这个过程中，瞳孔可调节进入眼球内的光线；晶状体也通过调节作用，保证光线准确地聚焦在视网膜上，从而获得一个完整清晰的物像。

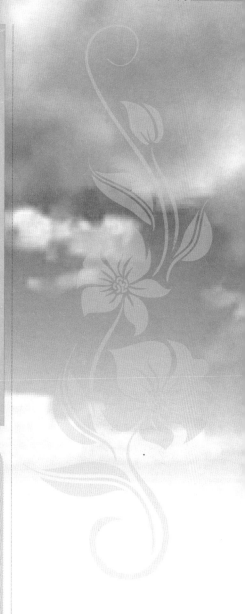

一分钟了解你的眼睛

视觉是人体最重要的感觉，他所提供的信息量，超过所有的其他感觉的总和。

从功能上看，眼球很像一部精密的照相机。由感光细胞组成的视网膜相当于底片；晶体、虹膜和角膜就分别相当于镜头、光圈和滤光镜。但它的精确性和自动调节功能却为任何高级的照相机所不及，例如，人眼的晶体是透明的弹性胶状体，可根据景物的距离，随时自动调节焦距，以保证所有目标都能在视网膜上准确成像而不必改变晶体的位置。

此外，两只眼球所拍摄到的平面图像同时输入一个神经中枢，神经中枢加以对比分析，利用因两眼位置不同而产生的微小视角差就可以判定物象的距离，以产生空间感，并组成立体的图像。

生活小常识——为什么有的人不认识红绿蓝？

颜色千变万化，但都离不开红、绿、蓝这三种基本色光，其他各种颜色都是由这三色光按不同比例混合而成的。人眼睛里"视锥细胞"对这三色光有特殊的感觉能力。所以如果视锥细胞不能辨别红色，就是红色盲；不能辨别绿色，就是绿色盲；不能辨别蓝色，就是蓝色盲；不能辨别红绿两色，就是红绿色盲；如果对三种颜色都不能辨别，那就是全色盲了。

高效的"雷达系统">>

GAOXIAO DE LEIDA XITONG

人类面部的器官中数眼睛最小气,最碰不得。书看多了,电脑盯久了会发酸、发胀;眼睛里稍稍进了点灰尘,就痛得张不开来;只不过受了一点委屈,它就忍不住要扑簌簌地掉眼泪……这些还算轻的。如果人类不重视它的存在,总是在在光线弱的地方看书,或者躺着看书,不讲用眼卫生,用脏手擦眼睛,用不了多久,它就要"罢工""闹情绪"了!不花钱给它配两扇"玻璃窗"它还不肯"复工"呢!

相比之下,耳朵就大方得多了。早上,当人们还睡得很香的时候,就听见了不把他喊醒决不罢休的刺耳的闹钟铃声,耳朵一点都不贪睡,老老实实地把这个信号传给大脑。紧接着,收音机的早间新闻也飘进了耳朵,不管它是不是爱听新闻,都会全部送到大脑。"咚咚"的踢球声,"嗖嗖"的跑步声,"哇啦哇啦"的吵架声,"叽叽喳喳"的讲话声,耳朵不曾有一时一刻的偷懒。

对于远处的东西来说,人类的耳朵就像是一个雷达系统,它们告诉人们:正在接近的是朋友还是敌人。此外,它们还提供许多信息,汽车驶过喇叭发出"嘟嘟"声,人走过发出的低低的脚步声,即使不用眼睛,单凭耳朵辨认出的各种声音，人类也有能力找到一条合适的路。

耳朵——这套复杂系统的最外部是一对贴在人类面颊上的"肉盘子"——外耳，它能收走这个嘈杂的世界的声音，转送到控制中心——大脑的听觉中枢。但是，真正奇妙的部分——也就是人类为什么能听到声音的谜底——却是隐藏在人类无法看到的耳朵内部。耳朵内部由小茸毛、小管道组成的一个曲折而柔软的组织，不仅能让人类感觉到声音，还能使他们感受外面世界的方向、运动变化，以及保持身体的平衡。不仅如此，耳朵还令人类得到了许多美的享受，它使人类可以欣赏美妙的交响乐、令人震撼的摇滚曲、还有充满愉快和满足的宁静。就像视觉一样，听觉也是使我们保持健康和强壮的有力武器。

正常人的耳朵大约可分辨出40万种不同的声音。那么耳朵到底是多么神通广大呢？下面就来看看这套复杂的系统。

看似简单的耳朵，其实是一个大家庭。显露在外面，人们通常所说的耳朵，其实它真正的名字叫耳廓，它是一扇敞开的大门。当声音发出时，周围的空气分子就开始了一连串的振动，这些振动就是声波，从声源处向外传播。外界的声波通过耳廓的集音作用把声音传入外耳道并到达鼓膜，这时鼓膜就会产生振动。声波强，鼓膜振动大；声波弱，鼓膜振动小。声音高，鼓膜振动快；声音低，鼓膜振动慢。声波就像来访的客人敲敲"门"，不同的"客人"单从敲门的强度、

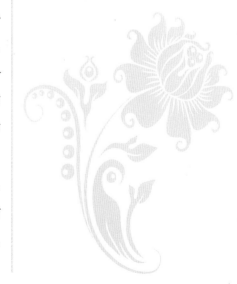

频率就能区别开来。鼓膜的厚度和纸一样薄，但却非常强韧、紧绷，它像一个大鼓的鼓皮，把纷扰的外部和迂回曲折、像洞穴一样的中耳分开来。当声波撞击鼓膜时，就引起鼓膜的振动。鼓膜将振动信号一直往里输送。

鼓膜后面是一个叫做中耳的"庭院"，里面的家具不仅陈设简单，而且型号非常小，只有3块仅米粒大小的、相互连接的听小骨，它们是人体中最小的骨头。这三个小家伙的名字由它们的形状而来：紧挨着鼓膜的是槌骨（样子像铁锤），之后是砧骨（长得像

※ 这就是人体接受声音信号的"雷达系统"。

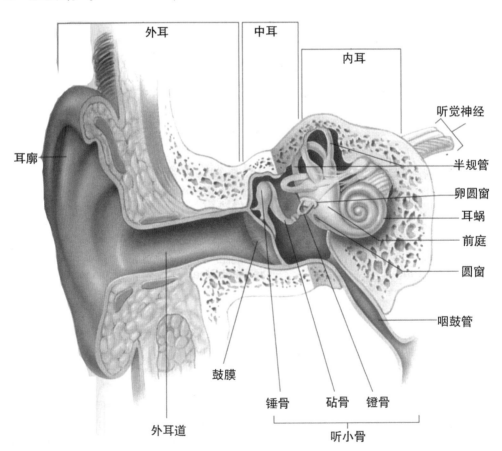

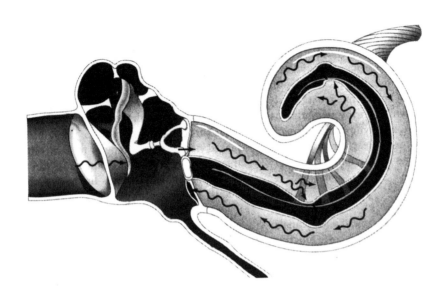

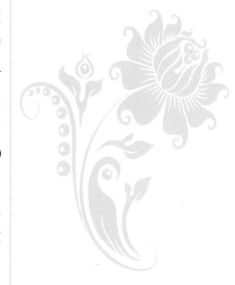

铁砧），最后是镫骨（像个马镫）。当声波振动鼓膜时，听小骨也跟着振动起来。别看它们个子小，作用可不小，3块听小骨实际上形成了一个杠杆系统，能把声音放大 20 多倍并进一步传入内耳。

　　排在最后的镫骨连接在一个极小的薄膜上，这是内耳的门户——卵圆窗。卵圆窗的另一边是充满了液体的耳蜗管道，这是内耳中专司听觉的器官——耳蜗。镫骨的振动引起卵圆窗的振动，因此耳蜗里的液体也开始流动。耳蜗的样子像个小蜗牛，除了不停息的流动液体，在它的内部还覆盖着约 20 000 根又密又细的能传递感觉的神奇小茸毛——纤毛。在液体流动时，这些纤毛受到刺激，经过一系列生物电的变化，将振动信号转变成生物电信号，经过听神经传递到大脑，大脑再把送达的信息加以加工、整合，这样就产生了听觉。

　　内耳结构复杂，所以被人类称为"迷路"，不

※　声波的行进路线图。

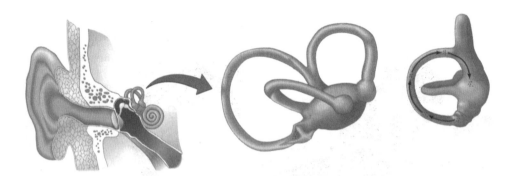

※ 专门负责头部三维空间的平衡感的半规管。当半规管有毛病时，就会产生眩晕的症状。

你知道吗

为什么耳朵最怕冷？

在人体的各个部位中，耳朵最怕冷了。这是因为耳朵里分布着末梢毛细血管。血液从心脏泵出后，沿着各级动脉直至毛细血管，到毛细血管末梢时，血液已经很少了，能量和热量也自然更少了。

而且，耳朵相对表面积很大，所以热量很容易挥发。打个比方，同样两个玻璃杯装满热水，其中一个用布裹上，只留个杯口，经过一段时间时，没用布裹住的玻璃杯里的水比裹了布的玻璃杯里的水要凉得快。耳朵也正是由于这个原因，冬天里最怕冷。

仅包括前面提到的耳蜗，还有中部的前庭和后部的半规管。半规管是由三个相互垂直、套在一起的小环所组成，这个神奇的套环专门负责头部三维空间的平衡感。当半规管有毛病时，就会产生眩晕的症状。

耳朵最大的问题就是丧失听力，然而，随着时间的流逝，每一只耳朵都会慢慢老去，因为内耳里的纤毛会有不同程度的损耗，这是导致听力丧失的最普遍的原因，人人都难逃"时间"这一关。在60岁以上的老人当中，约有30%至60%的人有不同程度的听力丧失。

还有一个导致听力丧失的普遍原因，那就是巨大的噪声。听震耳欲聋的摇滚音乐会、使用发令枪、和重型机器一起工作，所有这些噪音都会损伤纤毛，这样的噪声对耳朵而言简直如同人们在同一块草地上一遍又一遍地践踏，或许刚开始的时候，青草还能"春风吹又生"，但最终它们会被彻底踩死。巨大的噪声会破坏内耳的传感细胞，它们受到这些高强度振动的残酷虐待，只好凋残死亡。所以，就像保护青草地一样，人类应该学会把音量控制在使耳朵感到舒适的范围，好好呵护它们。

如果人们每天要在85分贝的环境中工作4小时，在90分贝的环境中工作2小时，在95分贝的环境中工作1小时，就必须采取保护措施保护耳朵了。这些音量分别相当于螺旋桨式除草机、摇滚音乐会，和大功率的锯床所发出的声音。

我在对耳朵的研究中发现，现在的年轻人经常戴着耳机走路、排队、等公车，利用一切可以利用的时间听歌曲、音乐，殊不知这会让耳朵一刻不停地超负荷工作而过度劳累。另外，我真心地希望这些年轻人注意，戴耳机的时候要把音量调小，不要让立体声响发出尖利的声音，最好调低到旁边的人听不到的音量，否则过大的音量会把内耳中柔弱的纤毛杀死。

声波能轻易地找到自己的路，走过一段迷宫似的旅程，最终到达耳朵的深处，而其他的东西就不会这么顺畅了，比如小颗粒、水、细菌或病毒。然而，如果人类不小心，不属于内耳的"小东西"一样有可能闯入耳朵眼，这些"小东西"在耳洞里可会引起大麻烦，引起疼痛、不适，严重的甚至丧失听力。

较常见的一种耳朵疾病就是发炎，这是细菌或者病毒把耳朵这个温暖、潮湿的环境中当成了乐土。不过人类可以很轻易地识别出耳朵是否发炎了，最明显的症状就是你的耳朵疼痛难忍。很多人经历过这样的情况：耳朵眼儿里像是被塞得满满的，断断续续甚至感到失去了听力，或严重时还伴有头晕、眼花、恶心等现象。这种炎症通常会持续24~48小时，如果持

※ 人类应该关爱自己的耳朵，避免长时间戴耳机听音乐，尽可能把音量调小，让耳朵得到充分的休息。

你知道吗

你生活在多大的分贝中？

电视机、家庭影院、组合音响产生的噪音可达60至80分贝；洗衣机为42至70分贝；电冰箱为32至50分贝；

适合人类生存的最佳声音环境为15至45分贝；

持续生活在70分贝以上的噪音环境中，人的听力及身体健康将会受到影响；

国家标准规定，居民区的环境噪音，白天不能超过50分贝，夜间则应低于40分贝。

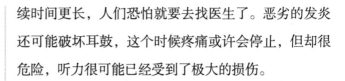

小 / 插 / 曲

耳大听四方?

　　我曾以为耳朵大的人有更好的听力,但经常会遇到一些耳朵大的人偏偏听不清声音。就像那天,我见到一个80多岁的老人,她的耳朵明显比常人大很多,但家人和她说话的时候,都需要贴近她、高声喊出来她才能听到。相比之下,老人有个不到十岁的孙子,他小巧的耳朵却灵敏机灵,很小的动静也能引起他的注意。这让我很奇怪,于是急切地想探究清楚,到底是什么原因使人听到声音的。

　　我随着声波在耳蜗中遨游,终于发现了"听"的直接负责人,这就是耳蜗中的纤毛。

续时间更长,人们恐怕就要去找医生了。恶劣的发炎还可能破坏耳鼓,这个时候疼痛或许会停止,但却很危险,听力很可能已经受到了极大的损伤。

　　别看整个耳朵只有从外耳这个"肉盘子"到大脑皮层那块"听觉地盘"——仅约0.1m的距离,它能引起的各种症状可是"丰富多彩"的。最神奇的——对人类来说是最痛苦的——要算耳鸣了。耳鸣是件奇特的事情,即使背景很安静,耳鸣患者也可能会

生活小常识——别再让耳朵受伤

　　擤鼻涕——用力擤鼻涕很容易将含有大量病毒和细菌的鼻涕向鼻后孔挤出,冲进中耳引发中耳炎。

　　掏耳朵——外耳道的皮肤非常娇嫩,掏耳朵时稍有用力不当就会引起外耳道损伤、感染。因此掏耳朵时应该用手在耳外侧轻轻揉,或用棉签轻轻擦,不要太往里伸。

　　吸烟——吸烟吸进的尼古丁会造成听力下降。有调查显示,吸烟者患中耳炎的几率大约是不吸烟者的三倍。

　　滥用抗生素——药物是致聋最多也是最主要原因。所以,抗感染的药物一定不能自己乱买乱吃,要在专业医生的指导下服用。

听到像持续的并不真正存在的铃声、蜜蜂的嗡嗡声、低沉的汽笛声、水沸时的嘶嘶声、倒吸气时的呼呼声等类似的声音。这是什么原因呢？原来耳鸣是由于耳朵总是处在较大噪声的环境里而引发的，但它真正的症状并不仅仅只是耳鸣，可能其他隐患已经发生，只不过人类没有发现，严重的情况比如听觉神经上出现肿块，耳朵较深部位有疾患。所以，如果耳鸣已经连续几天了，那就一定要引起警觉，赶紧去找医生查个究竟。

※ 尼古丁会造成听力下降。有调查显示，吸烟者患中耳炎的几率大约是不吸烟者的三倍。

一分钟了解你的耳朵

听觉器官最外面是耳廓，它可以使声音集中进入外耳道。耳廓内有一层薄薄的软骨，以保持耳廓应有的形态，而且有良好的弹性，遇到碰撞也不会损坏。

内耳位于坚实的骨质中，不能感受空气的波动，所以就由位于外耳道底部的鼓膜先把空气的疏密声波还原为机械振动，再传送到内耳。鼓膜的面积大、质地薄、又相当坚韧，可自如地传送声波。

在鼓膜与内耳之间的鼓室内，有三块独特的超微型骨骼，形体极轻巧，大小仅以毫米计，具有优良的音频振动特性，可将鼓膜的振动准确地传送至内耳。这一传送装置既可将较弱的振动适当放大，又可缓冲过强的声波，是完全符合声学物理要求的高超设计。

内耳前庭部分是控制体平衡的器官，该处有三个互相垂直的半规管。当人体失衡时，半规管便产生平衡脉冲，通过平衡中枢激发相应的反射动作，以使人体恢复平衡，并避免可能的伤害。

嗅出万千芬芳 >>

XIUCHU WANQIAN FENFANG

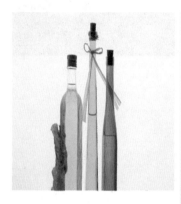

※ 一些经过训练的高级调酒师除味觉以外，还具有敏锐的嗅觉，可以通过鼻子嗅出许多细微的香味。

你知道吗

鼻出血是为什么？

当体内缺乏维生素（主要是缺乏维生素C）时，细胞间质的合成发生障碍，毛细血管的通透性增强、脆性加大，以致轻微的擦伤和压伤，就会引起毛细血管破裂出血。

患高血压的人，如果经常咳嗽、打喷嚏，也容易出鼻血，因为咳嗽、打喷嚏会使血压急速上升。

在人类的呼吸系统中，鼻子是空气进入人体的门户，它负责把空气调节成人体最喜欢接受的状态——加温、降温、加湿等，它是整个呼吸系统"兢兢业业"的门户，氧气通过鼻腔后能够更顺利地到达肺泡以至于全身。

其实，除了掌管人体的呼吸，鼻子还承担着另一个重要的责任——闻味儿。而承担这个重任的是一块只有 $5cm^2$ 大小的地方——位于上鼻道和鼻中隔后上部的嗅黏膜。可别小看这连巴掌十分之一都不到的地儿，上面分布着约 1 000 万个嗅觉细胞，它们与大脑有直接的联系，是它们告诉人们远离对人体有害的臭味，接近令人神清气爽的香味。嗅黏膜地处鼻孔这个"山洞"深处的一个隐窝，平静的呼吸一般不能使空气到达此处，所以我经常会看到人类用力吸气闻味儿的情景。

气味是由物质的挥发性分子作用形成的。当人吸气时，飘散在空气中的气味分子便钻进鼻腔，与里面的嗅觉细胞相遇。这时，嗅觉细胞马上兴奋起来，将感受的刺激转化成特定的信息，通过嗅觉神经传入大脑，大脑有非凡的记忆，根据过去接待过的"气味"就能立刻判断出它的类别，于是人就闻到了各种气味。

嗅觉的作用不可缺少，它不仅让人类预先感受到即将到来的事物是好是坏，还使人类享受气味带给人体的神奇感觉。不仅如此，有些经过特殊训练的人，鼻子的辨别能力非常惊人。如香水、香精工业中的技师，用鼻子就可以辨别出许多差别细微的香味；品评茶、酒、咖啡等质量的技师，除味觉以外，还要有敏锐的嗅觉，才能给饮品评定优劣，分出等级。

然而，当人类在芳香扑鼻的花园里待久了，就不会觉得花香了。这是为什么呢？原来，当身处花香中时，香味进入鼻腔，刺激了鼻黏膜上的嗅觉神经，嗅觉神经将有关香味的信号传递给大脑皮质，大脑皮质中的嗅觉中枢经过仔细分析，传达给我们"香"的信息。但是当在花园待的时间长了，花香不断地刺激嗅觉神经，有关香味的信号就会被不断输送给大脑皮质。同样的刺激重复地出现，时间久了，大脑嗅觉中枢神经也有累的时候，当它们对刺激不再敏感的时候，便进入了抑制状态，就不会再传达"香"的信息。这个时候，即使你还是站在花丛中，也不会觉得香了，这时的嗅觉就好像失灵了一样。

鼻子是人体灵敏的探测器，它的内部构成十分娇嫩，由于鼻中的血管非常丰富，这些血管又位于很浅的表面，所以常常会因为跌伤、碰伤、用手指挖鼻、过分干燥而出血。鼻子患了鼻黏膜的急、慢性炎症等疾病后，鼻黏膜破裂也会出血。人体中的任何一个器官都不能独来独往，因此鼻子容易出血也可能是其他疾病引起的，其中最常见的是急性传染病，如伤寒、猩红热等。还有，白血病及其他血液病等患者，由于血液不易凝固，也会经常出鼻血。

一分钟了解你的鼻子

鼻子不仅是呼吸系统的重要成员，保护人的肺不直接暴露在外界的污染环境中，起着空调器和过滤器的双重作用，而且在人体的嗅觉和味觉功能中扮演重要角色。位于鼻孔前上方的鼻黏膜中包含着嗅觉神经末梢，控制着味觉和辨识气味的功能。它由约1 000万个嗅觉神经细胞组成，使人类可以分辨出约3 000种不同的气味。

气体进入鼻腔后，气味的分子便分散渗入了覆盖着黏液的鼻黏膜，然后到达嗅觉传感器，神经末梢收到气味的刺激后，就将信号传递到大脑，待大脑破解信号后，嗅觉就产生了，人便感知到气味了。

除此以外，鼻腔还是人类发音和语言功能的重要组成部分。

※ 人类在芳香扑鼻的花园里待久了，就不会觉得花香了。

尝尽人间
苦乐酸甜 >>

CHANGJIN REN
JIAN KULESUANTIAN

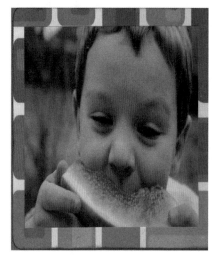

※ 舌头带给人们酸甜苦辣的不同体验，让人类尝尽天下美味。

在消化系统的旅行中，舌头的庞大和灵活令我久久难忘，它协助咀嚼和吞咽，对于食物能否顺利通过口腔这一关起着关键性的作用。然而舌头的另一个作用奠定了它在人类头部不可替代的地位，那就是——尝味儿。是舌头带给人们酸甜苦辣的不同体验，是它让人类尝尽天下美味。

人类的舌头看上去胖胖的、笨笨的，但"舌头也不可貌相"。它由复杂的肌肉包裹而成，在厚厚的肌肉之中藏着无数神经，这些神经的感觉神经末梢包围着一种叫做"味蕾"的味觉细胞，它与感觉神经网相连，把味蕾感受到的味觉信息传到大脑的味觉中枢。

📷 小／插／曲

假如人丧失了味觉

人们对味觉的不同感受让我感到既好奇又羡慕。Wisdom 星球人没有味觉，只有例行公事的补充能量，从来不知道吃东西也是一种享受。

"酸甜苦辣"都能带给舌头截然不同的感受，它通过一个个表面上无数个小突起——味蕾，把不同的味觉信号传给"司令部"——大脑皮层，于是人类就得到了不同的感受。看着甜美的冰淇淋、香喷喷的炖牛肉，还有油红油红的水煮鱼，我经常望而兴叹。多么希望Wisdom 星球人也能享受到糖果的香甜和令人叫爽的麻辣啊！

舌头表面有一层厚厚的黏膜，黏膜上有几千个淘气的小突起——舌乳头，注意了，这可不是上面提到的"味蕾"。在电子显微镜下，那个像含苞欲放的花苞部分才是"味蕾"。"味蕾"是味觉感受器，主要分布在舌的背面，特别是舌尖和舌的侧缘，也有一些生在口腔和咽喉里，总数达10万之多。味蕾所感受的味觉可分为甜、酸、苦、咸四种。其他味觉，如涩、辣等都是由这四种融合而成的。感受各种味觉的任务由舌头的不同部位分别承担，感受甜味的味蕾在舌尖比较多；感受酸味的味蕾在舌的两侧后半部分比较多；感受苦味的味蕾集中在舌头根部；感受咸味的味蕾在舌尖和舌头两侧的前半部分。

如果没有其他细胞的帮助，舌头也不能完全展现它对人类的独特魅力——带给人类丰富多彩的味觉感受。舌和口腔里大量的触觉和温度感觉细胞，是味蕾的好助手，在中枢神经内，这些感觉综合起来，再加上嗅觉的踊跃参与，人们就产生了多种多样的复合感觉就如调色板上五彩缤纷的颜色一样被调配了出来。

舌头底下有一个小带子，叫做舌系带，看起来简单的它可是作为家长的人们经常关注的地方，因为这个小带子的长短直接影响到说话的能力——过短的舌系带使人类说话不清，从而被叫做"短舌头"。

我所探究到的舌头的功能可不仅仅只有协助咀嚼和尝味儿这么简单。舌头不但是人体上最强韧有力的肌肉，还是人体防御机能的第一道防线，当人类身体有什么异样的症状的时候，还可以从舌头上的异状来发现，因此它被公认为"人体功能最多的器官"。

一分钟了解你的舌头

舌头是人体中功能最多的器官之一，对说话和进食都十分重要。首先它是感觉器官，有味觉和触觉，使人领略食物的美味和进食的乐趣；此外它还是一个灵巧的工具，能把食物送进口腔，先帮助牙齿咀嚼，再帮助吞咽。

舌乳头里含有触觉感受器和味觉感受器——味蕾。"味蕾"都是由味觉细胞组成的，它和感觉神经网相连，神经网把味蕾感受到的味觉信息传到大脑的味觉中枢（大部分位于丘脑和大脑皮质）。同时，其他神经把舌头感受到的温度、质地、疼痛等信息以及食物发出的气味通知大脑，大脑收到这些资料之后，经过综合判断、分析，才能知道是什么滋味。

※ 在电子显微镜下，舌头表面密密麻麻地布满了舌乳头小突起。

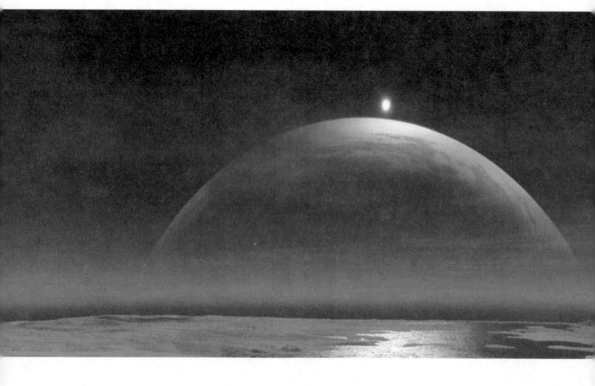

PART8

第 8 章
生命的摇篮

　　我的人体漫游快要接近尾声了。面对着这个交响乐般完美和谐的人体结构，我不禁萌生了一种冲动，真的希望 wisdom 星球的所有子民都能够了解人体的奥秘。说到这，我自然想到了一个事关人类生存的最基本的问题——繁衍，他们也用 wisdom 星球那样的克隆"工厂"来生产人类吗？ wisdom 星球已经没有了性别之分，那里的新生儿虽然都是按照最理想、最符合美学标准的样子克隆出来的，但麻烦的是，所有的人都一个模样，只能靠植入体内的芯片来相互辨认。然而，在地球人中想找出两个一模一样的可不是件容易的事，即使被认为长得极像的"双胞胎"，在我们 wisdom 星球人看来也有很大的差别。人类长相不同，高低胖瘦形态各异，因此我推测他们必然有和我们不同的生殖过程。

　　那么这个过程是怎样的呢？这一站就是复杂深奥的"生殖之旅"。

两性的秘密 >>

LIANGXING DE MIMI

据我对不同年龄人群的观察发现，在人类经过青春发育期之后，男人和女人的差别逐渐明显起来。成年男性的皮肤天生比较粗糙，而成年女性的皮肤光滑、细腻、有弹性，即使被称为"美男子"的男人肌肤也比女人逊色几分。可以让男人们引以为豪的是他们强壮、发达的肌肉和坚实、粗壮的骨骼。因此男人大多力气大，体格壮，身体的线条很是硬朗；而女人由于脂肪比男人多，身体曲线更为圆滑，身体更柔软。在中国古代的盛唐时期，在女性的体态上，甚至曾经以胖为美，也就是脂肪多的女人才被称为"美女"。除了这些外形差别，我还通过各种探测仪发

※ 圣经上说，女人是上帝趁男人沉睡时取了他的一根肋骨做成的，因此女人比男人少了一根肋骨，但这仅仅是个传说而已。

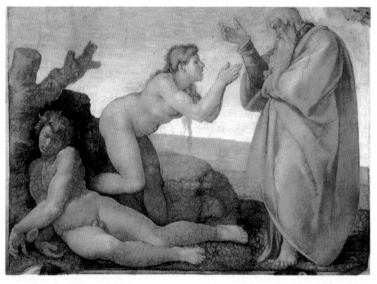

现了一些人体内部结构、功能的不同：男人心脏跳动比女人快；平均每千克体重的红细胞数量、带有氧气的血液数量男人都比女人多；男人的肺活量几乎比女人的高出一半；男人右脑半球比较

发达，女人左脑半球比较发达。

然而最终把男女分开的却并不是这些。虽然西方的圣经上说，由于女人是上帝趁男人沉睡时取了他的一根肋骨做成的，因此女人比男人少了一根肋骨，但这仅仅是个传说而已。那么，男女之间的最大差别究竟是什么呢？——答案是，不同的生殖器官。

很多人谈"性"色变，我看，其实大可不必，生殖系统是人体的一大重要系统，它和其他几大系统（消化系统、循环系统、呼吸系统、神经系统、骨骼肌肉系统等）一样，是人类赖以生存和繁衍的重要组成部分。而这一次的"生殖之旅"即将揭开生殖系统和"性"的神秘面纱。

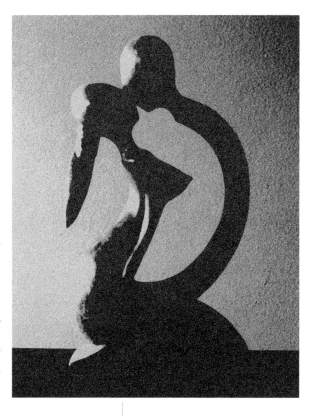

※　人类分为两性是物竞天择的结果，其最终目的是为了人类的生存和繁衍。

你知道吗

人类为什么分为两性？

有性繁殖带来了基因重组，基因重组带来了无穷无尽的变异，而丰富的变异更有能力接受生存的挑战。这就像参加抽奖，单性生殖只是买了一张彩票，然后把它复印，即使复印得再多也不能增加中奖概率，而有性生殖却是买了许多不同号码的彩票，最有可能中奖。

那么人类为什么是两性，而不是多性呢？在有性生殖中，来源于不同细胞的成分为了各自的利益，就会不可避免的展开一场"战争"。这种细胞内部成分的"互相残杀"将会导致整个细胞的灾难。因此经过时间的进化，生物产生出一种尽量避免发生细胞内"战争"的方式——这就是两性生殖。

固若金汤的"城堡" >>

GU RUO JINTANG DE CHENGBAO

把女性生殖器官比作一座固若金汤的城堡再贴切不过了，它也分为外城——外生殖器（包括外阜、大阴唇、小阴唇、阴蒂、尿道口、阴道口等）和内城——内生殖器（包括阴道、子宫、输卵管和卵巢等）两部分，从外围一道道守卫森严的城门——外阜、大阴唇和小阴唇，到内部位于女性下腹部"养尊处优"的育儿宫殿——子宫，一阶阶、一步步，每一寸"土地"都有着它们鲜为人知的故事，现在让我们一起去这个城堡慢慢参观吧。

※　女性侧影。女性的身体本身就是一本书。

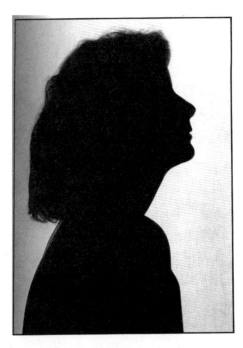

重重防线

从小腹部开始出发，经过肚脐向下不久就会遇到一片茂密的"森林"，里面郁郁葱葱长着高大的"树木"，这就是"阴毛"。根据我对几个不同年龄女性的观察，我发现孩童时期的女孩子是没有阴毛的，随着身体和生殖器官的发育和成熟，"小树"开始发芽，慢慢长成"大树"，成为一片茂密的"森林"。它们像防护林一样保卫着生殖器，阻止外部的异物接近"城堡"。

进入这片"森林"不远就是"外城"的区域了，首先到达的是一片柔软的"土地"，

位置就在耻骨联合的部位，在这片皮肤下面
有较多的脂肪垫起来，人们把这个地方叫做
"阴阜"，这是女性外生殖器的前半部分。
在这片柔软"土地"的中间部位就是被称为
"大阴唇"的两扇"大城门"，这两扇门分
别位于两腿内侧，其实是两片皮肤隆起的褶
皱，它们的脂肪也比较丰富，并且内部富含
血管、淋巴和神经。别看它们看起来颜色既
不鲜嫩也不白皙，而是有色素沉积其上，但
它们可是有独特本领的"大门"。它们富有
弹性，因而能很好地完成守护"阴蒂—尿道—
阴道"的任务，一般情况下，它是紧紧闭合
的，有效地阻止外部微生物和异物进入尿道和阴道；
但当人小便或进行性交时，这扇大门就像"芝麻开门"
一样自动打开。我观察到打开后的大阴唇内外两侧有
很大差别，外侧皮肤松软皱褶，而内侧皮肤光滑鲜嫩，
还保持湿润。

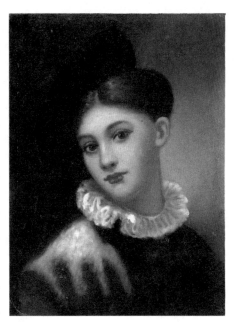

※　正是有了一条条的生理防
线，女性才有了健康和美丽。

如果说阴毛是"防护林"，大阴唇是进入阴道
的"大城门"——第一道防线，那么小阴唇就是第
二道防线了，这是一对相对大阴唇而言身材单薄的
皮肤褶皱，位于大阴唇的内侧，平时由大阴唇覆盖着。
这扇柔软的"小门"表面光滑、湿润、无毛，它为
防止外来物闯入"内城"加固了第二道保险。

当"大城门"打开后，"小门"也随之打开，由"小
门"精心守护的叫做"前庭"的部位随即暴露出来，
这里有两个洞口，一个是尿道，这是我在"泌尿系
统之旅"中参观过的地方；另一个就是通往"内城"
的阴道了。在前庭的前端有一座突起的"小山"——

这就是女性的"阴蒂"。这座"小山"只有2~5厘米高，如此之小，以至于很多女性不知道它的存在。别看这座不起眼的"小山"柔柔弱弱，它却是女性人体神经末梢聚集密度最大的部位之一，尤其是对触觉非常敏感，因此成为女性的性敏感"特区"，轻柔的刺激会激发女性的性欲望。

这个敏感的"小山"有一层包皮包裹着，只有一座"小山头"露在外面。

随着步步深入，我马上就要进入"内城"了。进入阴道口，发现它的内侧有一层环绕阴道口的膜，这就是被人类称为"处女膜"的地方。它由结缔组织构成，里面含丰富的血管和神经，在膜的中央有小洞，叫做"处女膜孔"。处女膜孔的直径约为1~1.5厘米，经过对不同女性处女膜的考察，我发现了几种不同类型的处女膜孔：有的呈圆形、椭圆形或锯齿形；有的呈半月形，膜孔偏于一侧；有的为隔形孔，有两个小孔作上下或左右并列；有的有很多分散的小孔，就像筛子上的小孔。

根据对青春期的女孩子的跟踪调查，我发现，处女膜可以防止外界不干净的东西进入阴道，有保护阴道的作用。青春期前由于卵巢所分泌的雌激素很少，这时阴道黏膜薄、皱襞少、酸度低，对外界细菌、异物的抵抗能力比较低，处女膜就有效地阻拦了细菌、异物向阴道的入侵。而经过青春期后的女孩子，随着卵巢的发育，体内雌激素增多，阴道的抵抗力有所加强，处女膜也就逐渐失去了作用。

处女膜上的小孔是必需的，女人性成熟后，每月一次的月经血就是通过这个小孔排出体外的。如果膜上没有小孔，那么月经血就被它挡住而不能排出体外，人类把这种现象叫做"处女膜闭锁"。这可是个大问题，我就见过一个因为这个问题饱受痛苦的少女，她没有及时发现自己的处女膜是闭锁的，月经血便在阴道内积聚，时间长了开始向上扩展到子宫腔和输卵管，最后导致腹腔感染。

虽然名叫"处女膜"——意思就是没有发生过性行为的女性专有的膜，但我经过大范围调查，发现"处女膜"名不符其实。虽然没有性交经历的少女大部分都有处女膜，但存在很多例外情况。因为每个人的处女膜质地、厚薄、血管、神经分布等的不同，有的女性处女膜孔大，弹性好，膜内血管少，即使多次性交后处女膜仍然可以不破裂；而一些较薄并且脆弱的处女膜却很容易由于剧烈运动而破损。

经过处女膜后便进入了阴道，这是一个由黏膜、肌层、外膜构成的富有弹性的肌肉通道，它上端通往子宫颈，下端开口于阴道前庭，一般长度为7~10厘

※　女性生殖器官图示。

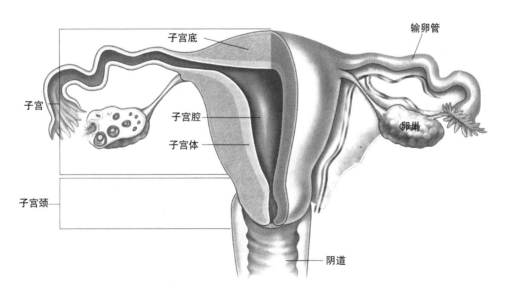

米。这是一个重要的"走廊"，既是疏导月经血的必经之路，又是人类出生的幸运通道。然而这个"走廊"很特别，这是一个潜在的腔室，在平时"走廊"壁互相贴在一起；而在分娩时，皱褶全部舒展，可使婴儿得以顺利出生。

走廊的墙壁和地板表面覆盖着一层黏膜，这层粘膜形成上千条皱褶，有很强的延展性和弹性。性交中，男人射出的精液要冲过这里千沟万壑的障碍，才能有机会找到毕生奋力追求——卵子。然而这的确是一个艰险的过程，首先，呈酸性的阴道虽然可以免受细菌的感染，但对精子来说，酸性却是致命的，几分钟内，阴道壁上就布满了上千万死去的精子；

📷 小/插/曲

精子"游泳池"的故事

一个想嫁女儿的国王（卵巢），把成熟美丽的公主（卵子）送出卵巢，同时，他命令下属部门（其他的生殖器官）的各个腺体向游泳池（阴道）中放水（白带）——因为想当驸马的精子们没有腿，上天只给它们一条能游泳的长尾巴，它们只能靠游泳努力追寻公主。

精子进入阴道这个水分（白带）丰富的游泳池后也并不是一帆风顺的，很快就会遇上一个障碍——宫颈口。在卵子公主还没有成熟的时期——非排卵期，由于没有卵巢国王开放"子宫大门"的命令，宫颈口会严守职责，收缩得很小，加上其分泌物很黏稠，像一个安全的栓子一样堵在宫颈口中，如果精子不幸在这个时期到达，是不能闯过宫颈口这一关的。

然而，排卵期就像一个举国欢庆的重要节日，卵巢国王大下赦令，命令开放"子宫大门"——宫颈口，这时分泌的宫颈黏液（白带的组成成分）由于欢快的氛围变得又稀又多，那些一心想做驸马的精子就能比较轻松地穿过宫颈内口，游入子宫。

"意志最坚定、身体最强壮"的精子最终就能游到输卵管与等在那里的小公主（卵子）结合成受精卵，受精卵借助纤毛的推动进入子宫，并在那儿安营扎寨，经过280天的孕育，一个人类的小生命便诞生了。

此外，阴道壁中深深的沟壑拦住了不少迷路的精子，这些迷途羔羊只能在迷茫中最终含恨死去。

年轻的女性阴道紧缩、密闭，这很有利于保护生殖系统，所以很少有人患阴道炎症和妇科疾病；然而，由于年龄、生理、分娩等因素，很多已婚妇女的阴道松弛宽大，生殖健康的大门便完全敞开，各种病菌（如滴虫、霉菌、淋病）和毒气就会入侵阴道，而布满皱褶的肌性导管恰恰为病菌和毒气的入侵及滞留提供了理想的温床，成为各种阴道炎症和妇科疾病的"发源地"。这既破坏阴道正常酸碱度和免疫平衡，造成阴道干涩、炎症频发、散发异味，又导致阴道神经和肌层受损而松弛宽大、弹性退化，造成月经不调、性生活不适等让人苦不堪言的各种问题。

在阴道走廊里参观的时候，阴道里经常会有黏液状的物质不断地涌出，这种物质犹如白色半透明鸡蛋清样，没有味，也没有任何刺激性，这就是被称为"白带"的物质。经过进一步、多方面的调查分析，我才知道这是由前庭腺体、子宫颈腺体、子宫内膜的分泌物和阴道黏膜的渗出液、脱落的阴道上皮细胞混合而成的。

开始的时候，我以为白带只是生殖器官的排泄物，但在后来的考察中才发现，原来这些不起眼的分泌物也有重要的功能。由于白带中含有乳酸杆菌、溶菌酶和抗体，这使阴道呈酸性（PH值4~5），抑制了各类致病菌的生长。同时，湿润的环境减少了阴道前后壁之间的摩擦，使阴道润滑并富有弹性，保护阴道壁不受损伤。

生活小常识——健康女性慎用护理液

对于健康人群，尤其是年轻的女孩子，每天采用温水清洗外阴即可，如果使用洁阴洗剂，虽然有的病原体暂时被清除了，但正常的生态平衡建立不起来；对于亚健康人群，由于生活的压力等各方面原因导致自身抵抗力下降，可以选择使用护理液产品，以维系自身的防御体系；而对于非健康人群，在用药物控制病情的同时最好不要使用保健护理液产品。

注意，外阴清洗最好一日一次，过度清洗也会影响生殖道正常的生理功能。

此外，白带还有一个功能很少为大家知道，在排卵期，白带的量和性状会有变化，以此来表明受精的完成。成熟的女性在每个月排卵的这一两天一定能感到自己和平日的不同，这个时期的白带含水分较多、清亮透明、富有弹性，这有利于精子更顺利地游到输卵管和卵子相遇，我把这里的阴道称为"精子的游泳池"。根据大范围的考察，我发现当今的女性更多地不是为了生育，而是利用白带在量和粘稠程度上的变化来了解自己是否处于容易受孕的排卵期，从而保证不意外怀孕，白带功能就成了众多人希望掌握的一种知识。

"游泳池"二连拍

至今还记得我在阴道里和成千上万、争先恐后的精子一起奋力通过宫颈口的情景，经过多次、长期的考察，我亲身体验了排卵期和非排卵期对精子命运的抉择。

非排卵期情景再现：

身处于黏稠的宫颈黏液中，我和周围的精子一起拥挤着试图进入宫颈口，但这就像蜂拥的人们挤向一个狭窄的门一样难以实现。再加上在沼泽般的黏液中，一小步的前进消耗的体力是巨大的，即使抢占到进入大门的有利位置，已经衰减的游速也只能令我们眼睁睁地看着大门而无力进入。只有少数身强力壮的精子能最终突破重围，胜利进入子宫。

排卵期的情景再现：

这时的黏液变得稀薄了很多，所有的精子都显得精力充沛、跃跃欲试，我也夹杂在它们中间，和它们一起准备冲锋，更加宽敞的宫颈口也似乎在欢迎精子们的到来。我身边的这些精子们为了完成自己的使命——延续生命，时刻准备着拼尽全力，我在心中对它们充满了无限崇高的敬意，真心希望它们能成功。然而，我也不得不和它们拼抢进入子宫的机会，因为我也有自己神圣的使命——揭示人体的奥秘，这个使命的完成将会更有利于人类的生存和繁衍，所以我抱着一丝歉意，加足了马力，奋力游向宫颈口……

白带还可以看成生殖器官健康与否的"镜子"。在对女性生殖器官的研究的那段时间，我亲历过很多患有各种疾病的不健康"城堡"（生殖器官）。有些出现炎症或肿瘤的阴道，其中的白带量多、呈黄色、并有臭味；当阴道有滴虫感染时，异常白带呈灰黄色、泡沫状、稀薄；霉菌感染时，白带增多呈白色、乳凝状、稠厚；患有宫颈炎的女性分泌的白带呈浅黄色或脓性黏稠状；患子宫颈癌的人分泌的白带特别多，呈黄水样、脓血性，还伴有腐臭味。令我担心的是，很多女性由于对白带的认识不够，不把异常的症状放在心上，从而使疾病错过了治疗的最佳时期，甚至最终成为不治之症。所以，希望所有的女性都能了解自己身体的每一个特点，有异常症状出现时，及时就诊，找出原因及时治疗。

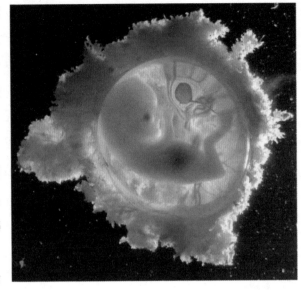

※　子宫——生命的摇篮。

阴道尽头的大门是宫颈口，是精子进入子宫的必经之路。经过长期的考察，我发现这也是一个自动变化的关卡——随排卵期的到来而敞开。这个"大门"平时处于警戒状态，加上黏稠的、像栓塞一样的分泌液，想闯进去可不是件容易的事，所以大部分精子都被挡在子宫之外。但是当排卵期到来的时候，这个关卡就自动放松守卫，变得宽阔，宫颈粘液也不再拦截精子，相反，水分增加、变得稀薄、少量的黏液给精子提供了一个从阴道经过宫颈深入子宫的高速公路。

生命的摇篮

终于到了被称为"人类生命摇篮"的子宫，这里堪称"内城"里最宏伟、复杂的"宫殿"。它就像一个倒放的梨，约有拳头大小，位于骨盆腔的中央，它的前面紧贴膀胱，后与直肠相邻。子宫上端的膨大凸出叫做"子宫底"，两侧被称为"子宫角"的地方是和输卵管相连的通道，也是精子找到卵子的必经之路。子宫下端比较狭窄，是一个长为2.5~3.0厘米的圆形管道，这就是子宫颈，它像一个葫芦把似的，下端与阴道相连。看来，四通八达的子宫是女性生殖器官中处于枢纽地位的重要基地。

虽说子宫只有拳头那么大，但却是人类生命孕育、诞生所不可缺少的重要器官。令我感到惊讶的是，一个看上去弱不禁风的女子，却可以经历妊娠、生育的历练，而且变得更加自信、坚强，体型也变得丰腴、更富有魅力。那么，究竟是什么因素引起这样微妙的变化呢？这还得从子宫的构造谈起。

这个小小的"宫殿"有着厚厚的"围墙"——子宫壁，它由内膜、肌层、外膜三层组成。内膜犹如橙红色的天鹅绒地毯雍容华贵，内部只有能容纳一汤匙水的缝隙，尽管娇小，却有着坚韧的毅力和高度的责任心。它每时每刻准备着，随时等待受精卵的到来，即使没有受孕，也丝毫不敢有所松懈，仍然保证周期性的变化。

通过对青春期的女孩子的调查我发现，各种激素像多米诺骨牌似地相互影响，其中最主要的是卵巢分泌的雌性激素，最终作用的结果是使内膜发生变化，为受精卵种植和发育做好准备。即使没有受孕，

小／插／曲

摇篮中的生命

在对子宫的研究中，我很幸运地观察到了一个承载着一个十三周胎儿的子宫，这幅和谐的画面让我终生难忘……

胎儿很舒服地躺着，整个脊背全都靠在子宫壁上。占据身体二分之一空间的是脑袋，像一个硕大的圆葫芦；他的肚子凸起，占据了另一个二分之一空间，宛如一个小山丘；胳膊和腿都很纤细，像豆芽菜一样，向内蜷缩着；长长的脐带却像一根风筝线，拽着他，似乎怕他倏地一下飞走了。

子宫内膜仍然要通过增生、分泌、脱落和修补几个阶段，每月一次。因为内膜与部分毛细血管相连，所以在内膜脱落阶段伴有出血，这就是月经。

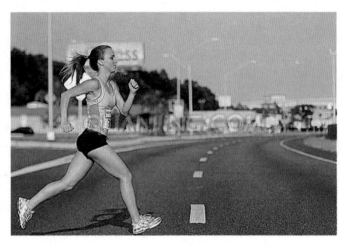

然而一旦受孕，月经就不再出现了，同时，子宫会发生巨大的变化。首先，平时淡粉红色的宫颈部分变成铁青色，整个子宫变得更加柔软，而且开始渐渐地膨胀。子宫长度逐渐从原先的 6.5~7 厘米变成 35~37 厘米，伸长近 5 倍；容积从原先的 9.5 毫升变成 4 800 毫升，增大 505 倍；表面积也从原来的 262 平方厘米变成 5 550 平方厘米，增大了 21 倍；重量从 50 克变成 1 000 克，增加 20 倍。

这种惊人的膨胀力，到底是怎样引起的呢？我对子宫肌肉分析后发现，受孕之后，子宫肌里的肌纤维的数量渐渐增加，并且一根根变长变粗（长是原来的 10 倍，宽是原来的 3~5 倍）。能发生这么大变化的，除子宫以外，仅有骨骼肌了。然而，骨骼肌变大、变强必须经过锻炼，而子宫肌的变化却好像是自然形成的。这又是为什么呢？经过我层层深入地追踪才解开这个谜底：子宫肌的变化是多种激素"努力"的结果，而居首位的还是那个老熟人——雌性激素。

一旦子宫膨胀，肠和肺的领地将受到庞大子宫的威胁，它们位置会上升，一直扩展到肋骨。我试想过，如果子宫被固定的话，那么它就很难自如地变化。然而大自然自有其精心安排的巧妙的结构：子宫周围叫

※ 要想修成正果，所有的精子都需要有完成"马拉松"赛跑的心理准备。

做"韧带"的肌肉束像支架一样将子宫支承起来，从而使子宫便于活动。因此，我给子宫起了个名字——活动的生命制造器。

"鹊桥"上的"马拉松"

顺着"子宫角"会通过一条细长的通道，虽然只有10~12厘米，但它的内部地形却很复杂，时而狭窄，时而开阔，时而曲折，时而畅通，这就是深埋在女性人体下腹部，用来迎接精子，输送卵子的"输卵管"。输卵管有两个特殊部位让我不得不重点说一说。

一个就是被人类称为"输卵管壶腹部"的管道，约占整个输卵管长的2/3，它就是卵子受精的地方。精子被射入阴道后，不断地游走，会经过子宫颈—子宫腔—输卵管子宫口—输卵管峡—输卵管壶腹。在这个漫长的马拉松跑道上，精子要有足够的精力才能坚持到最后，然而，并不是所有完成"马拉松"的精子都能修成正果，只有第一个钻进卵子的才有资格和卵子结合。另一方面，卵巢把成熟的卵子推送到输卵管壶腹部，卵子就在这里静静地等候与精子结合——受精。正常的受精卵会移入子宫内膜着床，然而，如果身体的异常使受精卵停留在输卵管内发育，这就是危险的"宫外孕"。我遇到几例宫外孕的患者，不仅不能发育出正常的胎儿，而且还会引起剧痛和大出血，危及母亲的生命。可见输卵管是个多么重要的地方，它的健康竟决定着胎儿的命运，更决定着女性的健康。

另一个要特别介绍的就是被称为"输卵管漏斗部"的末端膨大部分。这个膨大部分是开口于腹膜腔的，它有很多指状的凸起，这些凸起像小伞一样覆盖在卵

你知道吗

试管婴儿要在试管里"住"多久？

卵子取出后，与精子在试管内共同孵育，每个卵子约需10万条精子。受精后，受精卵在试管中再培养2~4天，分裂形成2~8个分裂球时就可以进行胚胎移植（ET）了。所以说，试管婴儿并不是一直"住"在试管里的，健康的受精卵最终还是要被移植到女性的子宫里安家落户，在那里发育为胎儿。

巢的表面。卵巢排卵时，这个"小伞"和卵巢紧密相贴，"小伞"上的纤毛不断地朝输卵管腔的方向摆动，成熟的卵子好像被"扫出"来一样进入输卵管口，随后被推进输卵管壶腹部，每月一个卵子，几乎无一漏网。

神秘的"魔杖"

"女性生殖系统之旅"的最后一站，是最能体现女性性感的地方——卵巢。顾名思义，卵巢就是卵子的"产房"，没有它，就没有人类的生存与繁衍。卵巢还是生产雌性激素的"工厂"，造就了女性的形体美与魅力。阴阜、大阴唇、小阴唇、阴蒂、阴道是卵巢这个"内宫"的"外围建筑"；子宫是朝夕相处的"姊妹宫殿"；输卵管是"内宫"通往子宫的唯一通道。

这个在女性一生中占据重要位置的"内宫"外形并没有什么特殊之处，呈扁圆形，比拇指指头稍大一点，只有5~7克重。"内宫"的宫墙分内外两层，内层是单层扁平上皮，外层是一薄层结缔组织，这层组织有点儿像男性睾丸的白膜。卵巢的内部又分为两部分，外围的皮质由卵泡和间质组成，是生产卵子和女性激素的"车间"；中央的髓质由疏松结缔组织和血管等组成，它们供给卵巢的营养，同时负责排泄代谢产物。

从女性的青春期开始，皮质中的卵泡逐渐发育成熟，每隔28~30天，就有一个（偶尔有两个）卵

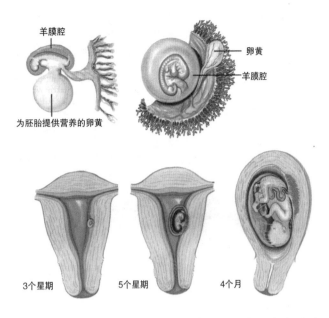

羊膜腔
为胚胎提供营养的卵黄
卵黄
羊膜腔

3个星期　5个星期　4个月

※　受精卵在子宫里发育的过程。

子成熟。成熟的卵子缓慢地向输卵管移动，在输卵管的壶腹部等待精子的到来。卵巢还生产雌性激素，使子宫内膜发生的周期性的变化。在排卵后8~9天的时间，雌性激素产量最高。除了生产雌性激素以外，卵巢还生产孕激素，使子宫内膜在增生的基础上出现分泌现象。如果这时受了孕，胚胎就在分泌期的子宫内膜中发育；如果没有受孕，性激素分泌逐渐减少，子宫内膜脱落，子宫腔出血，从阴道流出，就是前面提到的月经。原来，不管是"外城"还是"内城"，所有女性生殖器官都得听卵巢的指挥呢。

不过，卵巢的一切活动并不是我行我素、独行其是的，它也有"顶头上司"——脑垂体。如果"上司"出了毛病，卵巢和其他的生殖器官也会遭到连累，人类有句谚语叫做"上梁不正下梁歪"嘛。当然，我也见过自己"发脾气"的卵巢，这给它的主人带来很多痛苦与烦恼，尤其是如果分泌激素的过程中有什么偏差，主人就会出现异常的症状。例如，几岁的孩子就会出现乳房增大、乳头溢液、月经来潮等性早熟症状；一些绝经多年的妇女出现阴道出血、乳房肿胀、白带增多等一系列"返老还童"现象。更令人惊奇的是，一些患者还会出现去女性成男性化的症状：正值生育年龄的妇女突然月经稀少、闭经、乳房和子宫萎缩，失去女性特有的魅力，而出现多毛、胡须、痤疮、嗓音低沉等男性特征。

然而，最令我感到不安的是，卵巢是女性体内最好发肿瘤的器官。从母体内刚发育30周的胎儿到90多岁的老妪，都可能深受其害。有一个例子就是臭名昭著的"畸胎瘤"，这会导致患者假孕，例如停经及明显的"早孕"反应，血、尿妊娠试验都会呈现阳性，而且腹部也很快增大，使患者以为是真正"怀孕"了，有的甚至盲目保胎。实际上，这是卵巢肿瘤的丑恶表演，而且，令人发指的是，这是一种恶性程度极高、生长及转移速度极快的肿瘤，真希望女性都对它提高警惕。

"女儿国"的骄傲

最后有个卵巢的远亲，不得不提，那就是"乳房"。之所以称它是远亲，一方面因为它和卵巢相距甚远，另一方面因为它们之间有着千丝万缕的关系。

当女孩子月经初潮来临之后，她的卵巢发育已经基本成熟，在卵巢激素的"魔杖"舞动下，乳房蠢蠢欲动，女孩也开始从外观上日益凸显出女人味。乳头慢慢增大，乳晕的颜色逐渐加深，外形也变得一天比一天丰满。人类对美乳赞誉有加，把它看作女性美的象征，然而乳房不仅仅是衬托女性美的装饰品，她更重要的使命是用乳汁哺育人类最初的生命。这两个坐落在女性胸部的美丽"小山丘"内部可谓"天罗地网"，里面布满了腺体、导管、脂肪组织和纤维组织，从这幅图看上去还真像一棵棵倒栽的小树。"小山丘"中最重要的部位当然是生产乳汁的腺体，就是在这里，鲜红的血液神奇般的变成白色的乳汁。

※ 卵巢的远亲——乳房

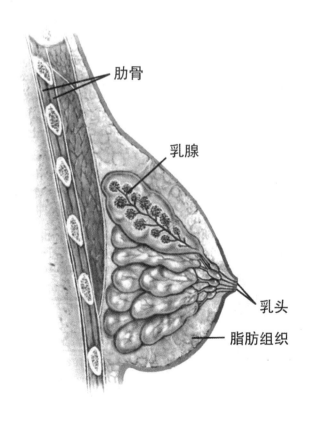

肋骨

乳腺

乳头

脂肪组织

神奇的
"生命加工厂" >>

SHENQI
DE SHENGMING JIAGONGCHANG

"女性生殖器官之旅"告一段落了，下面就要进入"男性生殖器官"参观了。

在此之前，我先来谈谈男性生殖器官和女性生殖器官的工作有哪些不同。最大的差异就是，女性每个月只排一次卵，而且一次只有一个卵子（偶尔有两个）；而被称为"男子汉"的成年男子就大不同了，它那个负责生产精子的工厂——睾丸一次运出的产品（精子）就有 2~6 亿个，这个数字是世界上任何一个工厂都会叹为观止的。第二点不同是，女性排卵是有周期性的，而男性的精子的生成和成熟都没有周期性，只要男性发育成熟，就会有精子不断产生。

看看这幅图就知道男性生殖系统这个大家族都包括哪些成员了。

如果把女性生殖器官比作一座守卫森严的城堡的话，那男性生殖器官更像是一个内部结

※　男性生殖"大工厂"。

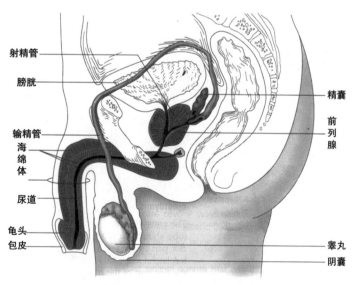

射精管
膀胱
输精管
海绵体
尿道
龟头
包皮

精囊
前列腺

睾丸
阴囊

构十分合理、生产流程非常巧妙的大工厂，负责精子和各种雄性激素的生产。它分为内部的生产运输部门——内生殖器，包括精子的生产车间（睾丸）、运送管道部分（包括附睾、输精管）和附属加工腺体（前列腺等）和外部的辅助部门——外生殖器（阴囊、阴茎和尿道）。

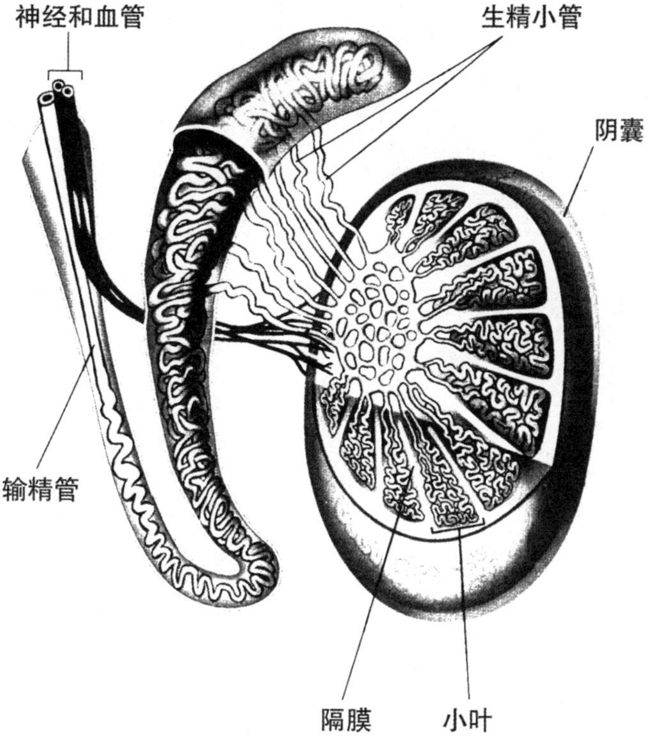

"男子汉制造厂"

睾丸有兄弟两个，是两个粉红色闪闪发光的椭圆体，分别静静地安居在温度恒定的阴囊里。睾丸随男性年龄的增长而增长，据我的观察，当男性大约十岁时，它们的体积还很小，以后便开始迅速增长，到男性十七八岁的时候，睾丸也"成年"了，体积能达到 12~25 立方厘米，重量大约 10~20 克左右。

令我惊讶的是，在睾丸如此小的空间里，居然存在 1 000 多条小细管，每一条长 30~60 厘米，像丝线一样粗，加在一起的总长度可达 200~300 米，而精子就是在这些小细管的生精上皮上产生的。成熟男性在雄性激素的指挥下，原始生精细胞演变成精原细胞、初级精母细胞、次级精母细胞直至发育成精子细胞，再经过一系列复杂的演变，最终发育成为

神经和血管

生精小管

阴囊

输精管

隔膜　　小叶

※ 这就是生产精子的车间——睾丸。

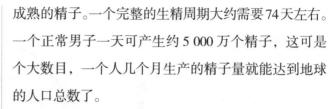

生活小常识

手淫是男子的正常性功能。根据国内外资料报道，90%以上的男子有过手淫，这对身体健康并无损害。但是，频繁手淫，造成体质虚弱、精神萎靡、失眠，则是手淫过度的表现，应当减少和节制。

成熟的精子。一个完整的生精周期大约需要74天左右。一个正常男子一天可产生约5 000万个精子，这可是个大数目，一个人几个月生产的精子量就能达到地球的人口总数了。

据我的考察，在睾丸的生精过程中，需要一个相对的低温环境，而阴囊正是一个精确、自动的调温器。阴囊表面有大量的汗腺和皮脂腺，它们就是负责阴囊温度调节的"天然空调"，使睾丸始终处于35℃左右。我在对睾丸的研究过程中恰巧赶上人类科学家做了这样一个试验：对爱好使用蒸汽浴的男性，反复观察他们的精子数量和质量，结果发现多次蒸汽浴后，精子数量减少、精子活力也有所减弱，未成熟精子和畸形精子的数量也会增加。由此的确说明了，阴囊温度升高对精子的质量可以产生直接的影响。

因此，睾丸最怕热，而阴囊的温度比腹腔、皮肤的温度要低2摄氏度，由此不难想象为什么睾丸选择阴囊来定居。但睾丸并不是生来就居住在阴囊里的，我观察过男性胎儿时期的睾丸，那时的睾丸两兄弟是住在腹腔里的。一般胎龄7~9月或在胎儿出生后，它们就搬迁到阴囊居住。然而，在我的研究对象中也发现了一些例外情况，有些男性的睾丸在从腹腔到阴囊的下行转移途中，由于发育不良或其他多种原因，下行转移受到阻碍，因此出生后仍留在腹腔、腹股沟管或其他部位，而阴囊里空空的，人类把这种情形叫做"隐睾"。据我的统计，新生儿的隐睾情况占10%，在成人隐睾则占0.3%且多为一侧性，两侧性的约占成人隐睾总数的10%~20%。

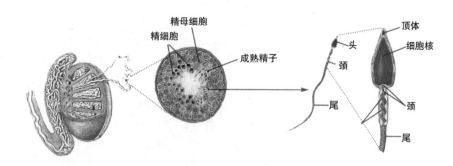

精母细胞
精细胞
成熟精子

顶体
细胞核
头
颈
颈
尾
尾

对于隐睾的患者，要选择合适的手术时机将睾丸搬移到阴囊。手术时间选择不宜过早，因为婴幼儿隐睾有自行下降到阴囊内的可能；但亦不应过晚，过晚会使睾丸发育不良，失去生精功能和分泌雄激素的功能。一般来说，患者应在八九岁时做手术，最迟也不应晚于十二岁，而对于成年男子的隐睾最好是手术切除，以免使睾丸患上肿瘤。

成熟的睾丸为男人做两件事，一是分泌雄性激素，使一个调皮可爱的小淘气，变成了身材魁梧、肌肉发达、声音低沉洪亮的堂堂男子汉，并从此保持男性雄风；二是产生精子，使人类有接班人。据我的调查，睾丸的间质细胞所分泌的雄性激素名叫睾丸酮，它能促进男性性器官及性征的正常发育，及维持其正常状态，使男子雄风长存。若是在男性未成年以前因某些原因把睾丸完全切除，到男人成年后，外表既不像男性，也不完全像女性，喉结不突，没有胡须，音调较高；生殖器官不发育，如阴茎短小，精囊和前列腺发育不全，失去性交能力和生育能力。此外，吸毒、过度吸烟、酗酒、滥用或超剂量长期服用激素类药物也会损害睾丸的生精功能并减少分

※ 小小的精子就是在这弯弯曲曲的小管中产生的。那个带着长长的尾巴的"小蝌蚪"就是精子放大千倍后的样子。

你知道吗

神奇的精子

平均每1克重的睾丸能放出1 000万个精子；

正常射精1次的精液量约2~6毫升，每毫升精子约1亿多个，每次射出的精子可达2~6亿多个；

精子的寿命：2.5个月（从生成到射精）；

精子在阴道或子宫颈里可以存活72小时。

泌雄激素，造成精子的数量和质量下降，性欲减低。所以男性一定要改变不良的生活方式。

青春发育的时间表

年龄（岁）	男性	女性
8~9	无变化	子宫发育，骨盆开始变宽，臂体开始变圆，皮脂腺分泌增多
10~11	睾丸开始增大	乳房、乳头开始发育，阴毛出现
12	喉结开始增大，前列腺开始活动	黏膜出现变化，乳头、乳晕突出，内外生殖器变化
13	阴毛出现，睾丸、阴茎增大	乳头色素沉着，乳房显著增大
14	声音变粗	月经初潮，腋毛生长
15	阴囊色素增强，腋毛生长，开始长胡须、睾丸增长完成，出现遗精	月经渐渐变为排卵期的周期，有明显的骨盆变化
16~18	脸上长痤疮，面部和身体长毛	脸上长痤疮，骨骼闭合，停止长高
19~22	骨骼闭合，停止长高	无变化

据我对不同年龄的男性的观察，15岁前后睾丸开始能够制造第一批成熟的生命种子——精子，而且从此以后每天都会制造新的精子，并延续一生。这些产生出来的精子随后来到组成附睾的细管中，再待上三周左右才能完成它们的成熟过程。这些蝌蚪

生活小常识

遗精虽然是一种正常的生理现象，但是，也会因其他因素引起。如生活没有规律，晚上睡觉被子盖得太重，穿过紧的裤子，看黄色书刊等。因此，青春期的男性要建立正常的生活制度，树立正确的性观念，自觉抵制淫秽书刊。

需要提醒的是，遗精后要及时换洗内衣裤，并清洗外生殖器，否则，阴茎包皮很容易被炎症侵袭。

一样的小家伙一旦成熟，便逐渐移出阴囊，穿越一条叫做"输精管"的管子向上进入身体内，与精囊分泌的乳白色胶状液体和前列腺分泌的前列腺液组成精液。当精液在体内贮存一定时间与数量后，如果没有被体内吸收，就会排出体外，这就是人类称为"遗精"的正常生理现象，民间所说的"精满则溢"就是这个道理。

　　首次遗精大约在 14~16 岁左右，这是一种正常的生理现象，甚至可以作为男性性成熟的特殊标志。由于绝大多数男孩是在睡觉做梦时发生遗精，所以又叫梦遗。然而，如果遗精太频繁，就可能有问题，要请专科医生诊治。当然，没有遗精的也不要不安，并不一定是性生理发育不良，因为精液也可以少量的多次排入尿道，随尿液排出体外，只是本人觉察不到而已。

　　根据人类的科学测量，他们提出精液的质量还能体现男性的健康，如果每毫升精液中的精子少于 6 000 万个，活动良好的精子少于 85%，无活动力或死精子多于 15%，都可视为不正常症状。是啊，倘若没有如此众多和活泼健康的精子相助，就很难保证精子能与卵子在输卵管"鹊桥相会"，那"良缘"自然难成了。

　　因为睾丸是男性生殖器官最重要的一部分，所以人们应该特别加以注意，由于环境污染、某些不良行为和不良生活方式等因素，都有可能导致睾丸的生殖能力下降，从而影响男性的生殖健康。环境中具有激素活性的化合物——环境激素，也会损害

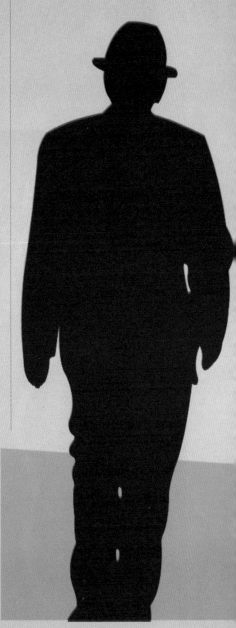

※　睾丸分泌雄性激素，使男性具有了别样的魅力。

睾丸的生理功能。例如，日常生活中有些食品被不适宜地加入了激素类物质，有些杀虫剂、锄草剂、洗涤剂、去污品及某些塑料制品等，都存在与激素，尤其是与雌性激素相同的化学结构，或其降解后也具有雌性激素的作用。环境激素一旦进入人体就会发挥雌性激素的作用，干扰人体内的激素，使睾丸的生精能力减低，精子的数量和质量下降及免疫能力低下。由于环境污染，据人类的记载，近十年来，男子精液中的精子数几乎减少了一半。人类要警惕啊！为了保护睾丸的健康，要保护环境，减少环境污染，未雨绸缪，防患于未然。

※ 由于环境污染，近十年来，男子精液中的精子数几乎减少了一半。

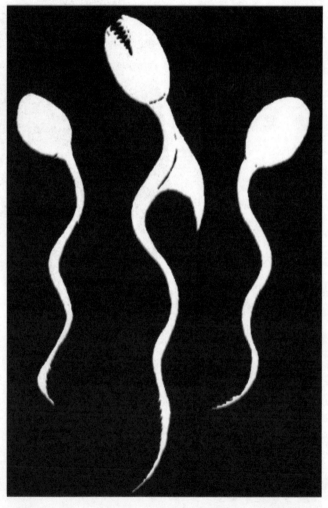

我发现性病是威胁人类健康的一大杀手。性行为可传播性疾病，如淋病、非淋球菌性尿道炎、梅毒等。这些性病造成的尿道炎、附睾炎、附属性腺炎都会导致睾丸发炎。特别是感染了衣原体、支原体后，睾丸的生精能力减低、精子活动力降低、畸形精子数增多，导致男性不育。所以要切断性病的传播途径，保护睾丸的健康，关键在于人类要进行安全的性行为另外患性病后，要尽早到正规医院诊治。

生活小常识——青春期男性如何保健？

男子阴囊、阴茎皮肤皱褶多，汗腺多，不宜穿化纤内裤；

每天睡前清洗外阴有利健康；

包皮过长容易藏垢纳污，容易招致生殖器炎症，婚前如能割治，更符合性卫生；

男子不适于穿过紧的牛仔裤，因既不通气，又易形成对睾丸的压迫，另外较高的温度，会导致精子生成障碍，引起不育；

要养成良好的生活习惯，不抽烟、不喝酒、不吸毒。

千山万水的跋涉

精子在睾丸中生成，经过"千山万水的跋涉"，到达男性体内的最后一站——阴茎。很多人把阴茎叫做"命根子"，可见它在男人心中的重要地位。要想了解它的功能，还得从它的结构谈起。

人的阴茎和身材高矮、胖瘦、五官大小等一样存在着众多的差别，长短不一，粗细不齐。此外，几个研究对象的行为让我了解到，在常态下同一个人的阴茎长度也不恒定，如紧张、寒冷或严重疲劳时都可使阴茎短缩。一般情况下，成人的阴茎平均长7~10cm，勃起时可增长增粗。

阴茎的结构很有意思，它由三根长形的被人类称为"海绵体"的组织构成，其中两根位于阴茎的背面，称为阴茎海绵体，它们组成阴茎干的大部分，第三根位于这两根的下方，称为尿道海绵体，是尿道穿过的地方。根据我的观察，"海绵体"正如它的名字，是一种比较松软的组织，然而，经过进一步的了解我发现，这是一个貌似柔弱，本质坚强的家伙。

阴茎海绵体内有许多血管丛，它们都有朝一个方向开放的活塞瓣膜装置，起到一种阀门的作用。当性兴奋时，这些瓣膜即行关闭，血管丛在神经的兴奋下同时扩张，于是外界的血液大量流入阴茎。但由于瓣膜关闭，血流不出来，这样，海绵体逐渐膨胀肿大，使整个阴茎干变硬而勃起。射精后，阴茎内动脉收缩，血流减少，静脉回流增加，海绵体变小，阴茎又恢复了原状，这就是阴茎可伸可缩的原因所在。

阴茎的皮肤薄而柔软，富有伸展性。在阴茎头的双层环形皱襞称为阴茎包皮。我发现幼儿的包皮较长，包着整个阴茎头，包皮口也比较小。随着年龄的增长，包皮逐渐退缩，包皮口也逐渐扩大。如果发育不好，包皮就容易因为过长而在包皮腔内藏脏东西发生炎症，很多人类对此很重视，因为这可能诱发阴茎癌。

所以，看来保持生殖器官的清洁对男性健康很重要。我经过实地调查发现，包皮内会滋长一种像白色豆渣一样的物质，人类称之为"包皮垢"，这种东西最招细菌的喜欢，从而引起发炎，出现红肿、刺痒、疼痛等令人苦恼的症状。所以，很多父母希望孩子养成经常清洗外阴的习惯，而且这样还能保持肛门周围的卫生，防止痔疮的发生。

据人类的记载，人类是由低等动物进化来的。尽管如此，据我的观察，对于生殖繁衍这个最基本的生存问题，人与其他动物却存在很大的差异。例如，动物都有发情期，它们只有在这些少数特定的时期才产生性欲，进而实现性交；而人类在全年的任何时候

你知道吗

有关阴茎的数字

未勃起阴茎平均长度：8.9公分（3.5寸）VS 勃起后阴茎平均长度：13公分（5.1寸）；

人类史上最短阴茎：1.6公分（5/8寸）VS 人类史上最长阴茎：28公分（11寸）；

男人性欲最强的时候／季节：早晨／秋季；

增进性能力最佳方法：戒烟、运动、减肥；

增进性能力最佳食物：全麦、麦芽；

射精后阴茎再次勃起所需时间：2分钟到2周不等；

男人每日平均勃起次数：11次；

男人每日夜间平均勃起次数：9次。

生活小常识

包皮过长是指包皮盖住尿道口，但包皮上翻时仍能露出尿道口和龟头；包茎是指包皮口狭小，紧包住阴茎，不能向后翻开露出龟头。这两种情况都对生殖健康不利，必要时可作包皮环切手术，手术后对身体没有任何影响，还有利于促进阴茎发育。

都可以产生性欲，实现性交。因此可以说，发情期的消失，是人类和动物性生理的一个根本区别。别小看这个问题，这给人类的繁衍带来了极大的好处，使女子扩大了受孕机会，使人口迅速发展繁衍。另外，面对面地性交得以在不间断的反复中巩固下来，使

※　人类不同于任何动物（包括人类的近亲黑猩猩）的一个地方是人类两性之间除了繁衍后代的需要外还有精神和情感的需要。

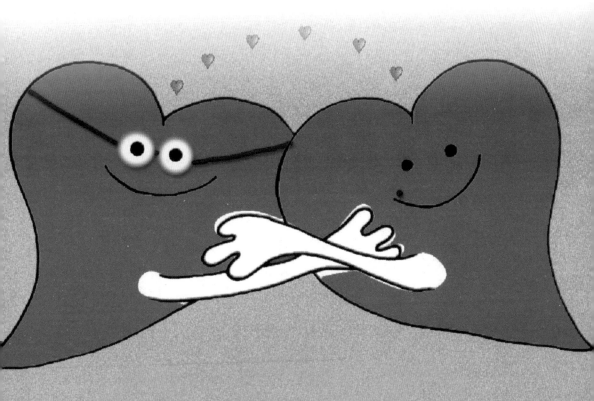

黑猩猩性行为和人类的对比

黑猩猩	人类
勃起迅速且不会变化	勃起较慢且易受外界影响
各种刺激（如食物）都可使其勃起	大多只有在性欲唤起时才能勃起
性交前无爱抚行为	性交前有复杂的爱抚行为
性交方式简单	性交方式多种
性交过程短暂，仅10秒左右	性交过程较长
射精迅速	射精前可保持性交状态
雌性性高潮不确定	女性有性高潮并可重复出现

关于射精的有趣数字

男人每次射精的精液量：1~2茶匙；

每茶匙精液的卡路里含量：7（每罐可乐卡路里含量：150）；

男人一生平均射精次数：7 200次；

平均射精速度：时速（45公里）VS公车平均速度：时速（40.2公里）

性交不同于动物的单纯的生理需要，而成为一种人类特有的精神生活的一部分，带给人类健康和欢乐。

男性的阴茎和女性的阴蒂结构相似，很可能是进化中的同源器官（起源相同，结构和部位相似，而形态和功能不同的器官，例如鱼类的胸鳍，鸟类的翼和兽类的前脚都是前肢的各种状态）。阴茎头表层和阴蒂一样密布感觉神经末梢，对机械刺激很敏感。阴茎受到外来的刺激，通过更高的皮质中枢的放大，进而到达感觉灶，最终就发展为射精需要。

那么，射精究竟是如何发生的呢？这是一系列健全的内生殖器官和神经系统共同作用的结果。起初，由于性兴奋，阴茎勃起，附睾、输精管、射精管在神经的支配下开始有节律的收缩，并将精液传送至后尿道。这时候，控制排尿的外括约肌帮上了忙，

一分钟了解你的生殖系统

男性生殖系统包括睾丸、阴茎、阴囊等器官；女性生殖系统包括卵巢、输卵管、子宫颈、阴道等器官。睾丸产生精子并制造雄性激素；卵巢产生卵子，并制造雌性激素。精子和卵子在输卵管结合后着床在子宫中，并且在那里发育为成熟的胎儿分娩出母体。

事实上，生殖系统的防御功能是人体最强的。为了阻拦感染性生物通过生殖道进入女性体内，它设置了一道又一道严密的防御网。由阴道壁分泌的黏液中所含的酸性物质和白细胞，以及由生殖道内纤毛产生的逆向流都能有效杀死入侵的有害微生物。不过为了便于精子通过，在排卵期内，阴道和子宫上的保护黏液会变得异常稀薄。

它的收缩防止精液的流出。当男性进入性高潮后，神经命令外括约肌松弛，再加上前列腺节律性的收缩，精液就由尿道外口排出体外，完成射精。

完成男性生殖器官的游历之后，我的人类生殖器官之旅也就结束了。回想这一路的经历和见闻，我不得不再一次感慨造物主的神奇。他赋予了人类如此复杂神秘的器官，又赋予它们之间天衣无缝的配合，每一部分都只为两个目的而存在——人类的健康和繁衍。回味着之前的种种的经历，我不禁产生了深深的羡慕之情：如果我们也拥有这些，我们的星球会不会变成另外一个天地……

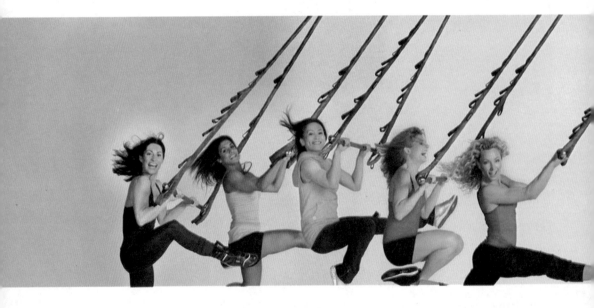

PART9

第 9 章

生命的元素

　　我在偶然间发现一个秘密，那就是：我们的生命是由许多神秘的元素组成的，它控制着生命之树的成长。你可能很难理解，这些神秘的物质到底是怎样与我们的生命发生联系的？它们在我们的身体中到底发挥着怎样的作用？其实，这也正是我想要弄清的问题。但我知道，宇宙中所有的物质，当然也包括构成生命的物质，都是由元素组成的。比如，蛋白质主要由碳、氢、氧、氮 4 种元素组成的，有的还含有少量的硫、磷、铁、铜等元素。这也就是说，元素是组成宇宙和生命的基础。实际上，组成所有元素的最基本原料都是一样的，而之所以会有 100 多种不同的元素，唯一的原因，就在于它们拥有的质子、中子和电子的数目有所不同而已。就像盖房子一样，所用的砖、瓦、水泥都是一样的，之所以有高楼和平房之分，完全是因为建筑材料的多少和组合设计的不同所致。了解了这些，也许我们就更容易揭开生命中那些元素的秘密了……

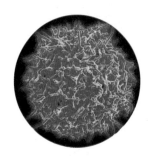

不可忽视的微量元素 >>

BUKE HUSHI DÉ WEILIANG YUANSU

※ 微量元素对儿童发育很重要

　　随着医学科学的不断发展及普及，微量元素的概念已进入了寻常百姓家。但是，大家是否充分了解这方面的知识呢？

　　人体是由各种元素组成的，经测定发现，人体中几乎含有地球表层存在的90余种元素。元素根据在人体中含量的不同，可分为：（1）常量元素。碳、氢、氧、钙、磷、硫、钾、镁、钠、氯，共占体重的99.9%，是构成人体组织的主要元素；（2）微量元素。其约占人体体重的万分之五，包含铁、锌、铜、钴、铬、锰、镆、锡、硅、硒、钼、碘、氟、钒共14种。这些元素虽含量甚少，却是人体所必需的，对人体的发育及许多脏器的生理功能起着不可替代的作用。下面就是人体所需主要的微量元素。

　　1.铁：人体需要量最多的微量元素，其中30%左右构成血液中红细胞的主要部分——血红蛋白，血红蛋白行使将氧运送至全身各个组织器官的职能，以完成机体氧的代谢。铁的正常需要量为每日10～18毫克，如果摄入不足，也就是未能通过膳食给予足够的量，可引起营养不良性缺铁性贫血。

　　2.碘：人体甲状腺的功能是分泌甲状腺素，而构成甲状腺素的重要成分就是碘，其主要作用是调节人体的能量代谢。如孕妇碘的供应不足，会影响胎儿的生长发育，可导致先天性甲状腺功能低下，也就是所谓的克汀病；在小儿中则可发生单纯性甲状腺肿。

3. 锌：在人体每天不间断进行的一系列生化反应中，"酶"是不可缺少的激活剂，催化着蛋白质、核酸的代谢。其中200余种酶都含有锌，可见锌对于人体的重要性。在诸多微量元素中，锌的需要量仅次于铁，婴儿及1～10岁小儿锌的需要量分别为3～5毫克及10毫克。缺锌，不但会影响孩子生长及智力发育，也可导致孩子免疫功能及舌部的味觉低下，引发反复感染及食欲减退。

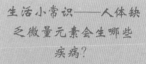

4. 铜：组成人体多种金属酶的重要成分，主要功能是在铁形成血红蛋白的过程中起促进作用。铜的供用量不足时，孩子可出现贫血、中性粒细胞减少，或影响其生长发育。

5. 硒：参与人体某些氧化酶的代谢过程，在肌肉的代谢中起重要作用，缺乏时易引起克山病。

微量元素虽然在人体内的含量不多，但与人的生存和健康息息相关。它们的摄入过量、不足或缺乏，都会不同程度地引起人体生理的异常或发生疾病。微量元素最突出的作用是与生命活力密切相关，仅仅像火柴头那样大小或更少的量就能发挥巨大的生理作用。

根据科学研究，到目前为止，已被确认与人体健康和生命有关的必需微量元素有18种，即有铁、铜、锌、钴、锰、铬、硒、碘、镍、氟、钼、钒、锡、硅、锶、硼、铷、砷等。每种微量元素都有其特殊的生理功能。尽管它们在人体内含量极小，但它们对维持人体中的一些决定性的新陈代谢却是十分必要的。一旦缺少了这些必需的微量元素，人体就会出现疾病，甚至危及生命。

生活小常识——人体缺乏微量元素会生哪些疾病？

如缺锌可引起口、眼、肛门或外阴部发红、丘疹、湿疹。又如铁是构成血红蛋白的主要成分之一，缺铁可引起缺铁性贫血。国外曾有报道：机体内含铁、铜、锌总量减少，均可减弱免疫机制（抵抗疾病力量），降低抗病能力，助长细菌感染，而且感染后的死亡率亦较高。微量元素在抗病、防癌、延年益寿等方面都还起着不可忽视的作用。

蛋白质的"日常工作" >>

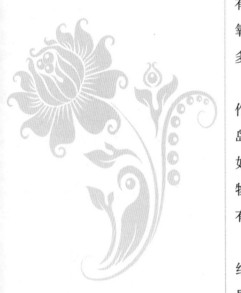

※ 豌豆补充蛋白质

蛋白质在细胞和生物体的生命活动过程中，起着十分重要的作用。生物的结构和性状都与蛋白质有关。蛋白质还参与基因表达的调节，以及细胞中氧化还原、电子传递、神经传递乃至学习和记忆等多种生命活动过程。

在细胞和生物体内各种生物化学反应中起催化作用的酶主要也是蛋白质。许多重要的激素，如胰岛素和胸腺激素等也都是蛋白质。此外，多种蛋白质，如植物种子（豆、花生、小麦等）中的蛋白质和动物蛋白、奶酪等都是供生物营养生长之用的蛋白质。有些蛋白质如蛇毒、蜂毒等是动物攻防的武器。

蛋白质约占人体重量的 20%，机体中的每一个细胞和所有重要组成部分都有蛋白质参与。只有蛋白质充足，才能代谢正常。就像盖房子，蛋白质是构建身体最主要的原材料。蛋白质的日常工作主要是：

1. 构造人的身体。

蛋白质是一切生命的物质基础，是肌体细胞的重要组成部分，是人体组织更新和修补的主要原料。人体的每个组织：毛发、皮肤、肌肉、骨骼、内脏、大脑、血液、神经、内分泌等都是由蛋白质组成的，所以说蛋白质对人的生长发育非常重要。

2. 修补人体组织。

人的身体由百兆亿个细胞组成，细胞可以说是生命的最小单位，它们处于永不停息的衰老、死亡、新生的新陈代谢过程中。例如，年轻人的表皮每 28 天更新一次，而胃黏膜两三天就要全部更新。所以一个人如果蛋白质的摄入、吸收、利用都很好，那么皮肤就是光泽而有弹性的。反之，人则经常处于亚健康状态。组织受损后，包括外伤后，如不能得到及时和高质量的修补，肌体衰老便会加速。

3. 维持肌体正常的新陈代谢和各类物质在体内的输送。

载体蛋白可以在体内运载各种物质，对维持人体的正常生命活动是至关重要的。比如血红蛋白输送氧（红细胞更新速率 250 万 / 秒）、脂蛋白输送脂

※ 优质蛋白质食品

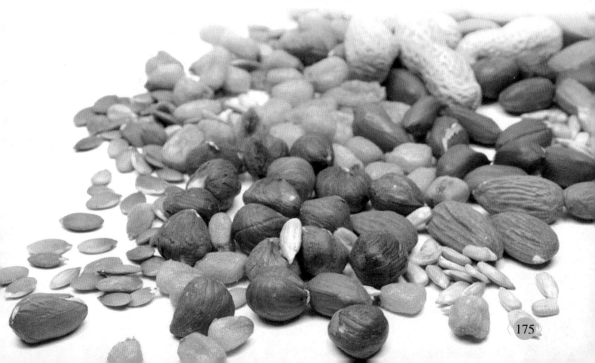

肪、细胞膜上的受体，等等。

4. 维持机体内的渗透压的平衡及体液平衡

5. 维持体液的酸碱平衡。

6. 调节免疫系统功能。

有白细胞、淋巴细胞、巨噬细胞、抗体（免疫球蛋白）、补体、干扰素等。七天更新一次。当蛋白质充足时，这个部队就很强，在需要时，数小时内可以增加 100 倍。

7. 构成人体必需的催化和调节功能的各种酶。

我们身体有数千种酶，每一种只能参与一种生化反应。人体细胞里每分钟要进行上百次生化反应。酶有促进食物的消化、吸收、利用的作用。相应的酶充足，反应就会顺利、快捷地进行，我们就会精力充沛，不易生病。否则，反应就变慢或者被阻断。

8. 激素的主要原料。

蛋白质可调节体内各器官的生理活性。例如，胰岛素是由 51 个氨基酸分子合成的，生长素是由 191 个氨基酸分子合成的。

9. 构成神经递质乙酰胆碱、五羟色氨等。

维持神经系统的正常功能：味觉、视觉和记忆。

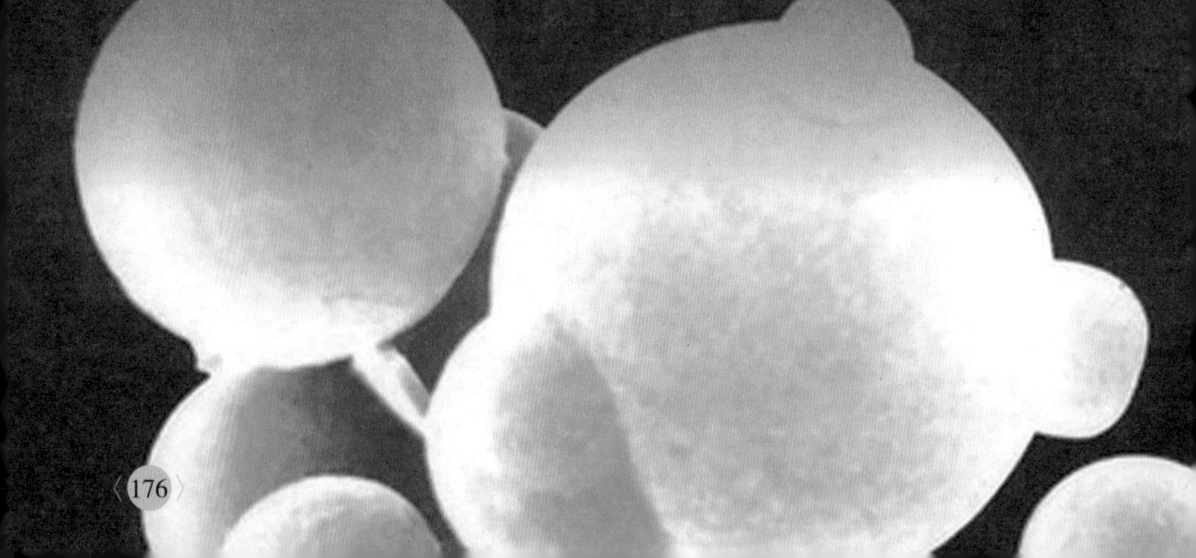

※　蛋白质的空间结构模型

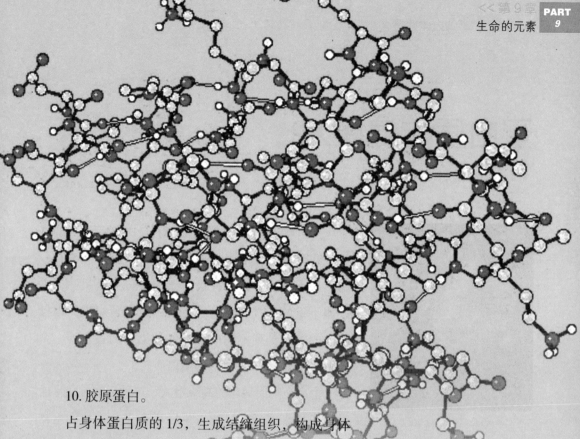

※ 蛋白质分子

10.胶原蛋白。

占身体蛋白质的 1/3，生成结缔组织，构成身体骨架，如骨骼、血管、韧带等。它决定了皮肤的弹性，保护大脑（在大脑脑细胞中，很大一部分是胶原细胞，并且形成血脑屏障保护大脑）。

11.提供生命活动的能量。

生活小常识——大脑发育的两个高峰期

大脑发育的特点是一次性完成细胞增殖，人的大脑细胞的增长有两个高峰期。第一个是胎儿 3 个月的时候；第二个是出生后到 1 岁，特别是 0～6 个月是大脑细胞猛烈增长的时期。到 1 岁大脑细胞增殖基本完成，其数量已达成人的 9/10。所以 0 到 1 岁儿童对蛋白质的摄入要求很有特色，保证合理的蛋白质摄入对儿童的智力发展尤其重要。

蛋白质与健康 >>

DANBAIZHI   YU JIANKANG

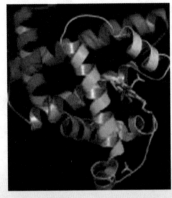

※ 氨基酸的结构通式

蛋白质是荷兰科学家格里特在 1838 年发现的。他观察到有生命的东西离开了蛋白质就不能生存。蛋白质是生物体内一种极重要的高分子有机物，占人体干重的 54%。蛋白质主要由氨基酸组成，因氨基酸的组合排列不同而组成各种类型的蛋白质。人体中估计有 10 万种以上的蛋白质。

生命是物质运动的高级形式，这种运动方式是通过蛋白质来实现的，所以蛋白质有极其重要的生物学意义。人体的生长、发育、运动、遗传、繁殖等一切生命活动都离不开蛋白质。生命运动需要蛋白质，也离不开蛋白质。

人体内的一些生理活性物质如胺类、神经递质

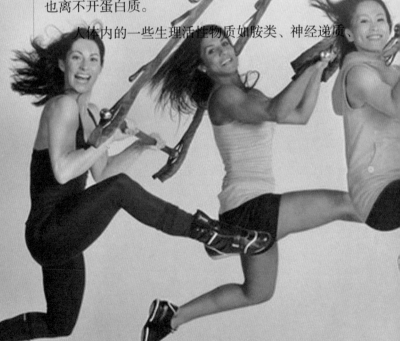

多肽类激素、抗体、酶、核蛋白以及细胞膜上、血液中起"载体"作用的蛋白都离不开蛋白质，它对调节生理功能，维持新陈代谢起着极其重要的作用。人体运动系统中肌肉的成分以及肌肉在收缩、做功、完成动作过程中的代谢无不与蛋白质有关，离开了蛋白质，体育锻炼就无从谈起。

在生物学中，蛋白质被解释为是由氨基酸借肽键连接起来形成的多肽，然后由多肽连接起来形成的物质。通俗易懂些说，它就是构成人体组织器官的支架和主要物质，在人体生命活动中，起着重要作用，可以说没有蛋白质就没有生命活动的存在。蛋白质主要存在于瘦肉、蛋类、豆类及鱼类中。

若缺乏蛋白质，成年人会肌肉消瘦、肌体免疫力下降、贫血，严重者将产生水肿；而未成年人会生长发育停滞、贫血、智力发育差，视觉差。而由于蛋白质在体内不能贮存，多了肌体无法吸收，过量摄入蛋白质，将会因代谢障碍产生蛋白质中毒甚至死亡。

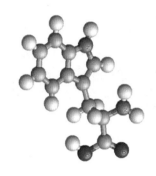

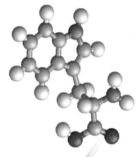

※　标准氨基酸中的一种

甜甜的糖类 >>

TIANTIAN DE TANGLEI

糖类是自然界中广泛分布的一类重要的有机化合物。日常食用的蔗糖、粮食中的淀粉、植物体中的纤维素、人体血液中的葡萄糖等均属糖类。糖类在生命活动过程中起着重要的作用，是一切生命体维持生命活动所需能量的主要来源。

糖类主要由碳、氢、氧三种元素构成。糖类化合物包括单糖、单糖的聚合物及衍生物。单糖分子都是带有多个羟基的醛类或者酮类。

糖类是生物体的基本营养物质和重要组成成分，几乎所有的动物、植物、微生物的体内都有它，尤以于植物体内的为最多，约占植物干重的80%。在植物体内，构成根、茎、叶骨架的主要成分是纤维素多糖。在植物种子或果实里的主要储存物质，如淀粉、蔗糖、葡萄糖、果糖等都是糖类。在动物血液中的血细胞内，也有葡萄糖或由葡萄糖等单糖缩合成的多糖存在，在肝脏、肌肉里的多糖是糖元。人和动物的组织器官中所含的糖类，不超过身体干重的2%。微生物体内的含糖量约占身体干重的10% ~ 13%。

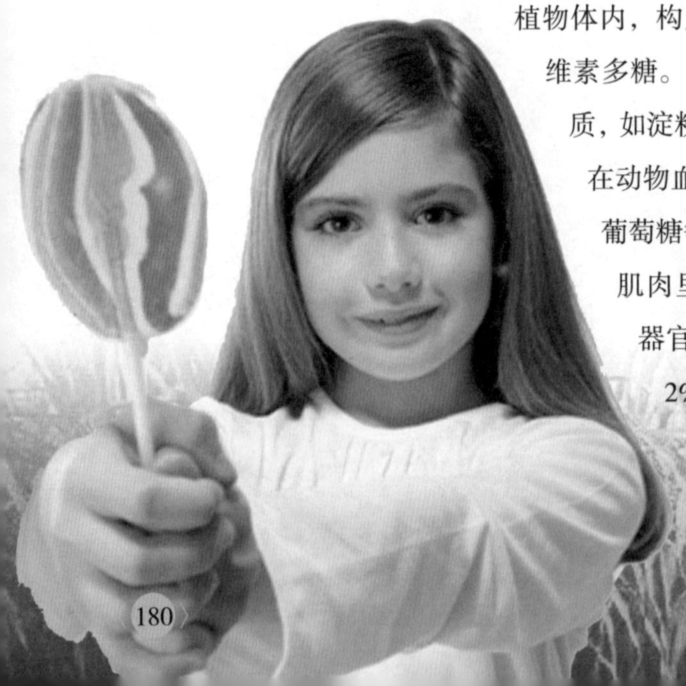

※ 糖类是一切生命体维持生命活动所需能量的主要来源。

180

糖类都有哪些功能呢?

1. 糖类是生物体的主要能源和碳源物质。糖类物质可以通过分解而放出能量,这是生命活动所必需的。糖类还可以为生物体合成其他化合物(如某些氨基酸、核苷酸、脂肪酸等)提供碳原子和碳链骨架,构成组织和细胞的成分。

※ 蔗糖

2. 糖类与生物体的结构有关。纤维素和壳多糖都不溶于水,有平坦伸展的带状构相,堆砌得很紧密,所以它们彼此之间的作用力很强,适于作强韧的结构材料。纤维素是植物细胞壁的主要成分。壳多糖是昆虫等生物体外壳的主要成分。细菌的细胞壁由刚性的肽聚糖组成,它们保护着质膜免受机械力和渗透作用的损伤。细菌的细胞壁还使细菌具有特定的形状。

3. 糖类是储藏的养料。糖类以颗粒状态储存于细胞质中,如植物的淀粉、动物的肝脏和肌肉中的糖元。

4. 糖类是细胞通讯识别作用的基础:细胞表面可以识别其他细胞或分子,并接受它们携带的信息,同时细胞表面也通过表面上的一些大分子来表示其本身的活性。细胞与细胞之间的相互作用,是通过一些细胞表面复合糖类中的糖和与其互补的大分子来完成的。

5. 糖类具有润滑保护作用:黏膜分泌的黏液中有黏稠的黏多糖,可以保护润滑的表面。关节腔的滑液就是透明质酸经过大量水化而形成的黏液。

生活小常识——糖都存在于人体的哪些地方?

有的糖呈游离状态,有的是与蛋白质、脂肪结合成复杂的多糖,这些糖一般存在于细胞壁、黏液或荚膜中,也有的形成糖元或类似淀粉的多糖,存在于细胞质中。

寻找脂肪的仓库 >>

XUNZHAO ZHIFANG DE CANGKU

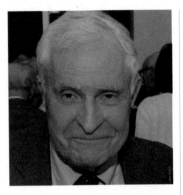

※　Jules Hirsch 教授

　　虽然人们早就知道，成年人体重的增加源于储脂增多，但美国洛克菲勒大学的 Jules Hirsch 教授是第一个深入研究脂肪含量变化规律的专家。Hirsch 找到了估算体内脂肪细胞总数的方法。由此他发现，肥胖症患者的脂肪细胞数量，是普通人的 10 倍，达到 2 500 亿之多，并且体积也要大 4 倍。

　　人在不同时期，储存脂肪的方式也有所不同：年少时，我们优先增加脂肪细胞的数量；成年后，则先

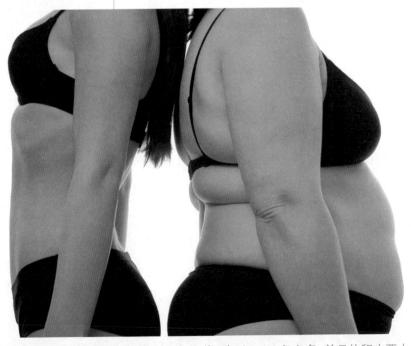

※　肥胖症患者的脂肪细胞数量，是普通人的 10 倍，达到 2 500 亿之多，并且体积也要大 4 倍。

把已有的脂肪细胞装满。如果这类细胞的数量过多，显然很难保持苗条。而吸脂手术后体重的迅速反弹，似乎在暗示，我们的身体能记住脂肪细胞的数量。

与此同时，Hirsch 教授革新了测定人体每日基础能量消耗的方法。基础能量消耗，是维持生存必需的开销，对于缺乏锻炼的人而言，这个消耗就在总花费中占去了大半。即便你每日入口的食物总量不变，只需基础消耗长期轻微升高或者降低一点，你的体重就可能发生惊人的变化。Hirsch 的新方法，给体重调定点假说提供了一定的支持。他发现体重相同的人，每日的基础能量消耗可以大不一样。

身体总是希望回到它自己的平衡点。当然体重恒定点与体温不一样，它的高低受许多因素的影响，如家族背景、儿童时期的营养状况、体育锻炼、年龄等。毫无疑问，对一些人而言，这个体重的恒定点是偏高了。但目前我们根本没有既有效又安全的方法去调节体重的恒定点。在这样的状况下，试图对抗我们历经数百万年残酷考验才锻造而成的躯体，其难度可想而知。

生活小常识——什么是体重调定点假说？

1953 年，美国生理学家 Kenndy 提出体重调定点假说。他认为如同体温一样——寒冷时颤抖，太阳下流汗，是为了维持住恒定的体温——当身体发觉体重低于预定值时，就可能通过升高食欲，使你厌倦运动等手段，促使体重尽快恢复到正常状态。

※ 基础能量消耗，是维持生存必需的开销，对于缺乏锻炼的人而言，这个消耗就在总花费中占去了大半。

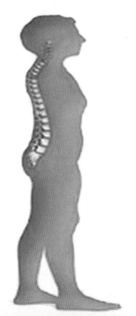
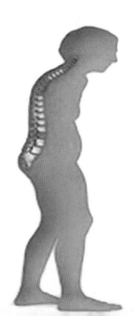
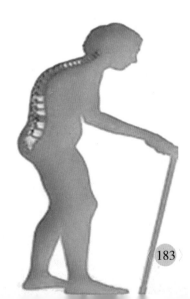

长胖的罪魁祸首 >>

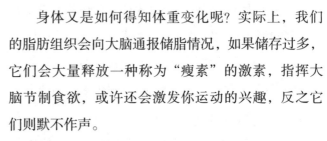

身体又是如何得知体重变化呢？实际上，我们的脂肪组织会向大脑通报储脂情况，如果储存过多，它们会大量释放一种称为"瘦素"的激素，指挥大脑节制食欲，或许还会激发你运动的兴趣，反之它们则默不作声。

据最新研究显示，体重似乎还和肠胃中的细菌有关。2004 年，美国华盛顿大学教授杰弗瑞·戈登发现体内无菌的实验鼠虽然食量比它的孪生同胞大 29%，但体内脂肪却少了 42% 之多，同时其基础代谢率还低了 27%。当把这些可怜的苗条鼠，从无菌环境中放回正常环境后，它们的体重在两星期的时

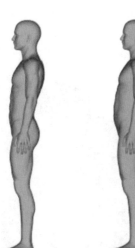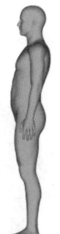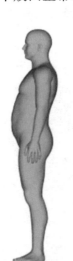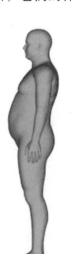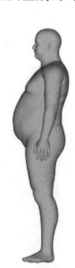

※ 长胖的过程

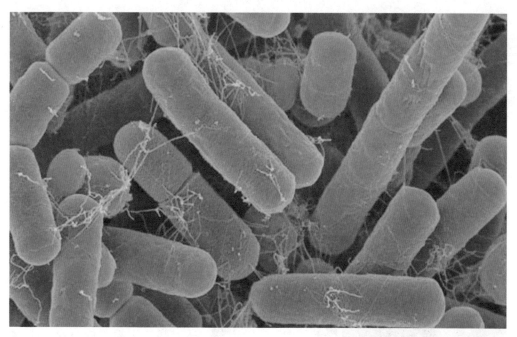

间里，恢复到和同胞一致，食量也随之减少。它也
证实了研究组长期以来的猜测，肠胃中的细菌能促
进食物的消化吸收。戈登小组随后又发现，在人们
减肥的过程中，胃肠中拟杆菌的数量明显增加，而
这和普通人的情况一致。

　　不过，对拟杆菌的进一步研究却让人迷惑。这是
一种拥有非凡消化能力的细菌，它能够把多种本来
无法消化的食物，转变为可以吸收利用的形式，更"过
分"的是，它还能抑制一种促进脂肪消耗的蛋白质，
从而间接帮助身体积蓄脂肪。

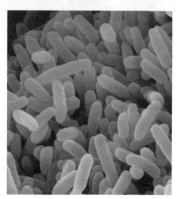

※　拟杆菌

　　目前的研究一再告诉我们，脂肪量的变动很可
能没有一个普遍性的原因。或许，那些单因素所致
的体重异常，都已经被我们发现了。比如：瘦素缺乏，
或者由于肾上腺分泌了过多的糖皮质激素……

脂肪是无罪的 >>

ZHIFANG SHI WUZUI DE

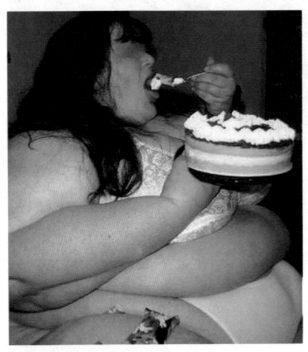

※ 过多的脂肪确实可以让我们行动不便。

脂肪是一种我们耳熟能详却又不甚了解的物质，可说不清从什么时候开始，它的"社会形象"开始变得负面起来，一听到"脂肪"这个词，人们马上联想到臃肿的身材、不健康的饮食、某些慢性疾病的幕后黑手。脂肪果真如此糟糕？它和人们避之不及的肥胖到底有啥关系？

脂肪，俗称油脂，由碳、氢和氧元素组成。它既是人体组织的重要构成部分，又是提供热量的主要物质之一。食物中的脂肪在肠胃中消化、吸收后大部分又再度转变为脂肪。它主要分布在人体皮下组织、大网膜、肠系膜和肾脏周围等处。体内脂肪的含量常随营养状况、能量消耗等因素而变动。

过多的脂肪确实可以让我们行动不便，而且血液中过高的血脂，很可能是诱发高血压和心脏病的主要因素。不过，脂肪实际上对生命极其重要，它的功能众多，几乎不可能一一列举。要知道，正是脂肪这样的物质在远古海洋中化分出界限，使细胞有了存在的基础。脂类物质构成的细胞膜，将细胞与它周围的环境分隔开，使生命得以从原始的浓汤中脱颖而出，获得了向更加复杂的形式演化的可能。因此毫不夸张地说，没有脂肪这样的物质存在，就没有生命可言。

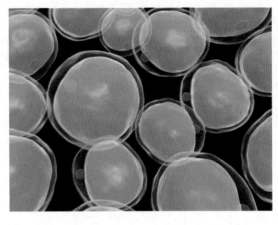

※　脂肪细胞

　　法国人谢弗勒首先发现，脂肪是由脂肪酸和甘油结合而成，因此可以把脂肪看做机体储存脂肪酸的一种形式。从营养学的角度看，某些脂肪酸对我们的大脑、免疫系统乃至生殖系统的正常运作来说十分重要，但它们都是人体自身不能合成的，我们必须从膳食中摄取。现在的研究还认为，大量摄入这些被称为多不饱和脂肪酸的分子，有助于健康和长寿。同时一些非常重要的维生素需要膳食中脂肪的帮助才能被我们所吸收，如维生素 A、D、E、K 等。

　　另外，脂肪不溶于水，这就允许细胞在储备脂肪的时候，不需同时储存大量的水，相同重量的脂肪比糖分解时释放的能量多得多。这就意味着，储存脂肪比储存糖划算。如果在保持总储能不变的情况下，将我们的脂肪换成糖，那么体重很可能至少会翻番。我们的脊椎动物祖先，显然看中了脂肪作为超高能燃料的巨大好处，为此进化出了独特的脂肪细胞以及由此而来的脂肪组织，也埋下了今日我们肥胖的祸根。

没有蛋白质就没有生命 >>

MEIYOU DANBAIZHI JIU MEIYOU SHENGMING

蛋白质（protein）是生命的物质基础，没有蛋白质就没有生命。因此，它是与生命及各种形式的生命活动紧密联系在一起的物质。

机体中的每一个细胞和所有重要组成部分都有蛋白质参与。人体内蛋白质的种类很多，性质、功能各异，但都是由 20 多种氨基酸按不同比例组合而成的，并在体内不断进行代谢与更新。

蛋白质是一种复杂的有机化合物，旧称"朊"。组成蛋白质的基本单位是氨基酸，氨基酸通过脱水

※ 机体中的每一个细胞和所有重要组成部分都有蛋白质参与。

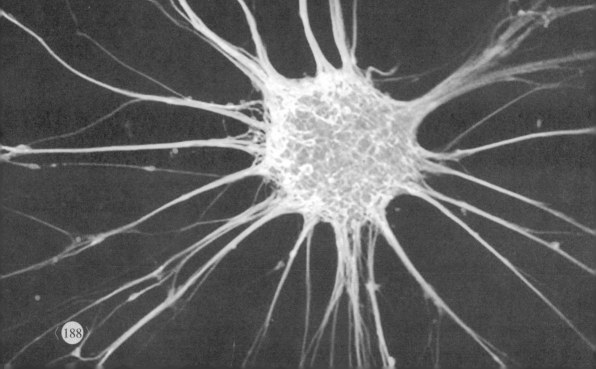

缩合形成肽链。蛋白质是由一条或多条多肽链组成
的生物大分子，每一条多肽链有 20 至数百个氨基酸
残基不等，各种氨基酸残基按一定的顺序排列。蛋
白质的氨基酸序列是由对应基因所编码。

　　除了遗传密码所编码的 20 种"标准"氨基酸，
在蛋白质中，某些氨基酸残基还可以被翻译后修饰
而发生化学结构的变化，从而对蛋白质进行激活或
调控。多个蛋白质往往是通过结合在一起形成稳定
的蛋白质复合物，折叠或螺旋构成一定的空间结构，
从而发挥某一特定功能。产生蛋白质的细胞器是核
糖体。

　　被食入的蛋白质在体内经过消化分解成氨基酸，
吸收后在体内主要用于重新按一定比例组合成人体
蛋白质，同时新的蛋白质又在不断代谢与分解，时
刻处于动态平衡中。因此，食物蛋白质的质和量、
各种氨基酸的比例，关系到人体蛋白质合成的量。
人的身体健康尤其是青少年的生长发育、孕产妇的
优生优育、老年人的健康长寿，都与膳食中蛋白质
的量有着密切的关系。那么常见蛋白
质有哪些呢？

　　纤维蛋白（fibrous protein）：一
类主要的不溶于水的蛋白质，通常都
含有呈现相同二级结构的多肽链。许多
纤维蛋白结合紧密，并为单个细胞或整
个生物体提供机械强度，起着保护
或结构上的作用。

　　球蛋白（globular protein）：紧凑的，
近似球形的，含有折叠紧密的多肽链的一类蛋

※　一类主要的不溶于水的蛋
白质，通常都含有呈现相同二
级结构的多肽链。

白质，许多都溶于水。典型的球蛋白含有能特异的识别其他化合物的凹陷或裂隙部位。

角蛋白（keratin）：由处于 α-螺旋或 β-折叠构相的平行的多肽链组成不溶于水的起着保护或结构作用蛋白质。

胶原（蛋白）（collagen）：动物结缔组织最丰富的一种蛋白质，它是由原胶原蛋白分子组成。原胶原蛋白是一种具有右手超螺旋结构的蛋白。每个原胶原分子都是由 3 条特殊的左手螺旋（螺距 0.95 纳米，每一圈含有 3.3 个残基）的多肽链右手旋转形成的。

伴娘蛋白（chaperone）：与一种新合成的多肽链形成复合物并协助它正确折叠成具有生物功能构相的蛋白质。伴娘蛋白可以防止不正确折叠中间体的形成和没有组装的蛋白亚基的不正确聚集，协助多肽链跨膜转运以及大的多亚基蛋白质的组装和解体。

肌红蛋白（myoglobin）：由一条肽链和一个血红素辅基组成的结合蛋白，是肌肉内储存氧的蛋白质，它的氧饱和曲线为双曲线型。

血红蛋白（hemoglobin）：由含有血红素辅基的 4 个亚基组成的结合蛋白。血红蛋白负责将氧由肺运输到外周组织，它的氧饱和曲线为 S 型。

蛋白质变性（denaturation）

生物大分子的天然构相遭到破坏导致其生物活性丧失的现象。蛋白质在受到光照、热、有机溶剂以及一些变性剂的作用时，次级键受到破坏，导致天然

※ 伴娘蛋白

构相的破坏，使蛋白质的生物活性丧失。

复性（renaturation）：在一定
的条件下，变性的生物大分
子恢复成具有生物活性的
天然构相的现象。

别构效应（allosteric
effect）：又称为变构效应，是寡聚蛋白与配基结合
改变蛋白质的构相，导致蛋白质生物活性改变的现
象。

蛋白质的主要来源是肉、蛋、奶和豆类食品，
一般而言，来自于动物的蛋白质有较高的品质，含
有充足的必需氨基酸。

必需氨基酸约有 8 种，无法由人体自行合成，
必须由食物中摄取，若是体内有一种必需氨基酸存
量不足，就无法合成充分的蛋白质供给身体各组织
使用，其他过剩的蛋白质也会被身体代谢而浪费掉，
所以确保足够的必需氨基酸摄取是很重要的。

植物性蛋白质通常会有 1 ~ 2 种必需氨基酸含
量不足，所以素食者需要摄取多样化的食物，从各
种组合中获得足够的必需氨基酸。一块像扑克牌大
小的煮熟的肉约含有 30 ~ 35 克的蛋白质，一大杯
牛奶约有 8 ~ 10 克，半杯的各式豆类约含有 6 ~ 8 克。
所以一天吃一块像扑克牌大小的肉，喝两大杯牛奶，
一些豆子，加上少量蔬菜、水果和饭，就可得到大
约 60 ~ 70 克的蛋白质，足够一个体重 60 千克的长
跑选手所需。

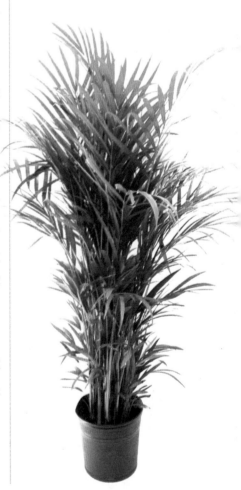

※　植物性蛋白质

维生素的庞大家族 >>

　　维生素是人和动物为维持正常的生理功能而必须从食物中获得的一类微量有机物质，在人体生长、代谢、发育过程中发挥着重要作用。

　　维生素又名维他命，通俗来讲，即维持生命的元素，是维持人体生命活动必需的一类有机物质，也是保持人体健康的重要活性物质。维生素在体内的含量很少，但不可或缺。各种维生素的化学结构以及性质虽然不同，但它们却有着以下共同点：

　　（1）维生素均以维生素原（维生素前体）的形式存在于食物中；

　　（2）维生素不是机体组织和细胞的组成成分，它也不会产生能量，它的作用主要是参与机体代谢的调节；

　　（3）大多数的维生素，机体不能合成或合成量不足，不能满足机体的需要，必须经常通过食物获得；

　　（4）人体对维生素的需要量很小，日需要量常以毫克（mg）或微克（μg）计算。但维生素一旦缺乏就会引发相应的维生素缺乏症，对人体健康造成损害。

　　维生素与碳水化合物、脂肪和蛋白

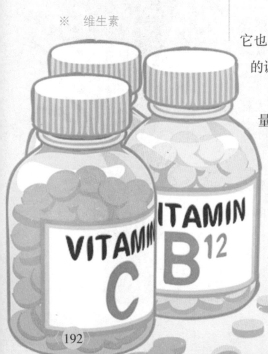

※　维生素

192

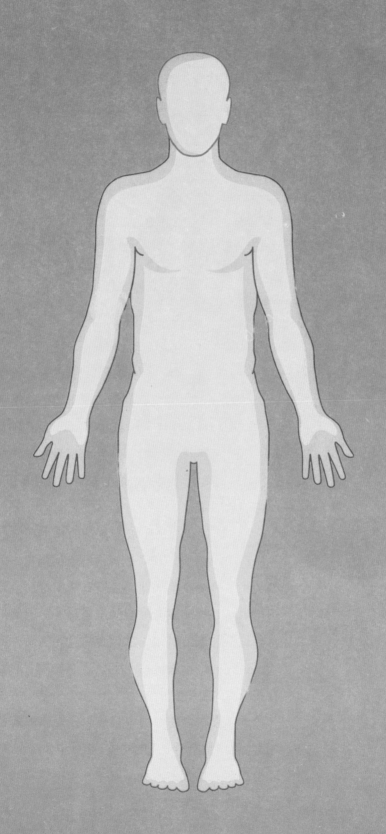

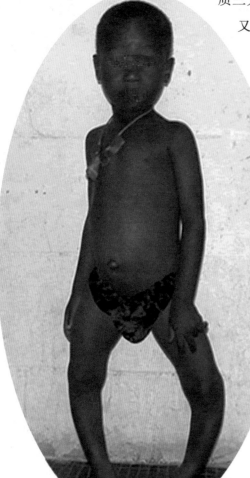

※ 缺乏维生素 D 可患佝偻病。

质三大物质不同，在天然食物中仅占极少比例，但又为人体所必需。有些维生素如 B_6、K 等能由动物肠道内的细菌合成，合成量可满足动物的需要。

动物细胞可将色氨酸转变成烟酸（一种 B 族维生素），但生成量不敷需要；维生素 C 除灵长类（包括人类）及豚鼠以外，其他动物都可以自身合成。植物和多数微生物都能自己合成维生素，不必由体外供给。许多维生素是辅基或辅酶的组成部分。

人和动物营养、生长所必需的某些少量维生素，对机体的新陈代谢、生长、发育、健康有极重要的作用。如果长期缺乏某种维生素，就会引起生理机能障碍而发生某种疾病。现在发现的维生素有几十种，如维生素 A、维生素 B、维生素 C 等。

人体犹如一座极为复杂的化工厂，不断地进行着各种生化反应。其反应与酶的催化作用有密切关系。酶要产生活性，必须有辅酶参加，而许多维生素正是辅酶或者辅酶的组成分子。因此，维生素是维持和调节机体正常代谢的重要物质。可以认为，最好的维生素是以"生物活性物质"的形式，存在于人体组织中。

维生素在食物中的含量较少，人体的需要量也不多，但却是绝不可少的物质。膳食中如缺乏维生素，就会引起人体代谢紊乱，以致发生维生素缺乏症。

如缺乏维生素 A 会出现夜盲症、干眼病和皮肤干燥；缺乏维生素 D 可患佝偻病；缺乏维生素 B_1 可得脚气病；缺乏维生素 B_2 可患唇炎、口角炎、舌炎和阴囊炎；缺乏 B_6 可患癞皮病；缺乏维生素 B_{12} 可患恶性贫血；缺乏维生素 C 可患坏血病。

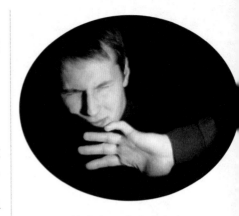

※ 缺乏维生素 A 会出现夜盲症。

维生素是个庞大的家族，目前所知的维生素就有几十种，大致可分为脂溶性和水溶性两大类。有些物质在化学结构上类似于某种维生素，经过简单的代谢反应即可转变成维生素，此类物质称为维生素原，例如 β-胡萝卜素能转变为维生素 A，7-脱氢胆固醇可转变为维生素 D_3，但要经许多复杂代谢反应才能成为尼克酸的色氨酸则不能称为维生素原。

水溶性维生素从肠道吸收后，通过循环到机体需要的组织中，多余的部分大多由尿排出，在体内储存甚少。脂溶性维生素大部分由胆盐帮助吸收，沿淋巴系统到体内各器官。体内可储存大量脂溶性维生素。

维生素 A 和 D 主要储存于肝脏，维生素 E 主要存于体内脂肪组织，维生素 K 储存较少。水溶性维生素易溶于水而不易溶于非极性有机溶剂，吸收后体内贮存很少，过量的多从尿中排出；脂溶性维生素易溶于非极性有机溶剂，而不易溶于水，可随脂肪为人体吸收并在体内储积，排泄率不高。

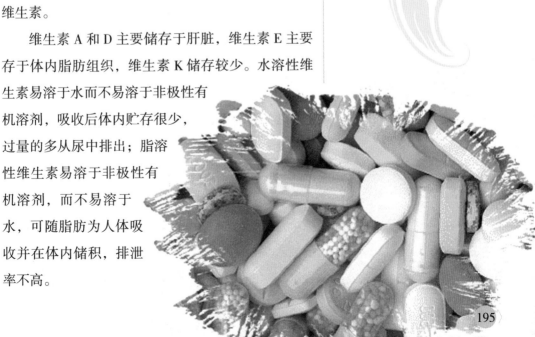

不可少的脂肪 >>

BUKESHAO DE ZHIFANG

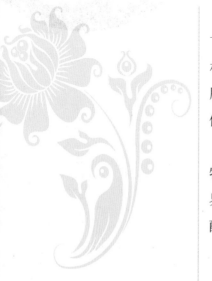

※ 脂肪是甘油和三分子脂肪酸合成的甘油三酯。

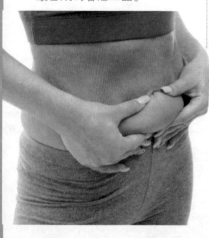

脂肪是由甘油和脂肪酸组成的三酰甘油酯，其中甘油的分子比较简单，而脂肪酸的种类和长短却不相同。脂肪酸分三大类：饱和脂肪酸、单不饱和脂肪酸、多不饱和脂肪酸。脂肪在多数有机溶剂中溶解，但不溶解于水。

脂肪的性质和特点主要取决于脂肪酸，不同食物中的脂肪所含的脂肪酸种类和含量不一样。自然界有 40 多种脂肪酸，因此可形成多种脂肪酸甘油三酯。脂肪酸一般由 4 个到 24 个碳原子组成。

脂肪是甘油和三分子脂肪酸合成的甘油三酯。

中性脂肪，即甘油三酯、是猪油、花生油、豆油、菜油、芝麻油的主要成分。

类脂：磷脂、卵磷脂、脑磷脂、肌醇磷脂。

糖脂：脑苷脂类、神经节苷脂。

脂蛋白：乳糜微粒、极低密度脂蛋白、低密度脂蛋白、高密度脂蛋白。

类固醇：胆固醇、麦角固醇、皮质甾醇、胆酸、维生素 D、雄激素、雌激素、孕激素。

在自然界中，最丰富的是混合的甘油三酯，在食物中占脂肪的 98%，在身体中约占 28% 以上。所有的细胞都含有磷脂，它是细胞膜和血液中的结构物，在脑、神经、肝中含量特别高，卵磷脂是膳食和体内最丰富的磷脂之一。四种脂蛋白是血液中脂类的主要运输工具。

脂类是指一类在化学组成和结构上有很大差异，但都有一个共同特性，即不溶于水而易溶于乙醚、氯仿等非极性溶剂中的物质。通常脂类可按不同组成分为五类，即单纯脂、复合脂、萜类和类固醇及其衍生物、衍生脂类及结合脂类。

概括起来，脂肪有以下几方面生理功能：

（1）生物体内储存能量的物质，并供给能量。1克脂肪在体内分解成二氧化碳和水并产生38千焦（9千卡）能量，比1克蛋白质或1克碳水化合物高一倍多。

（2）构成一些重要生理物质。脂肪是生命的物质基础，是人体内的三大组成部分（蛋白质、脂肪、碳水化合物）之一。磷脂、糖脂和胆固醇构成细胞膜的类脂层，胆固醇又是合成胆汁酸、维生素 D_3 和类固醇激素的原料。

（3）维持体温和保护内脏、缓冲外界压力。皮下脂肪可防止体温过多向外散失，减少身体热量散失，维持体温恒定。也可阻止外界热能传导到体内，有维持正常体温的作用。内脏器官周围的脂肪垫有缓冲外力冲击保护内脏的作用，同时也能减少内部器官之间的摩擦。

（4）提供必需脂肪酸。

（5）脂溶性维生素的重要来源鱼肝油和奶油富含维生素 A、D，许多植物油富含维生素 E。脂肪还能促进这些脂溶性维生素的吸收。

（6）增加饱腹感。脂肪在胃肠道内停留时间长，所以有增加饱腹感的作用。

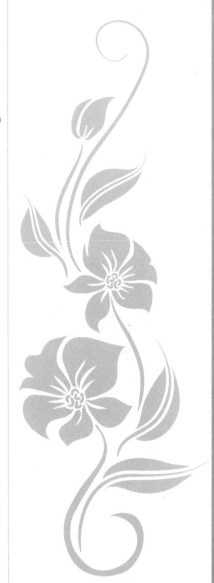

脂类的消化和吸收 >>

ZHILEI DE XIAOHUA HE XISHOU

正常人一般每日每人从食物中消化的脂类中，甘油三酯占到 90% 以上，除此以外还有少量的磷脂、胆固醇及其酯和一些游离脂肪酸。

食物中的脂类在成人口腔和胃中不能被消化，这是由于口腔中没有消化脂类的酶，胃中虽有少量脂肪酶，但此酶只有在中性 pH 值时才有活性，因此在正常胃液中此酶几乎没有活性。（但是婴儿时期，胃酸浓度低，胃中 pH 值接近中性，脂肪尤其是乳脂可被部分消化。）

脂类的消化及吸收主要在小肠中进行，首先在小肠上段，通过小肠蠕动，由胆汁中的胆汁酸盐使食物脂类乳化，使不溶于水的脂类分散成水包油的小胶体颗粒，提高溶解度增加了酶与脂类的接触面积，有利于脂类的消化及吸收。在形成的水油界面上，分泌入小肠的胰液中包含的酶类，开始对食物中的脂类进行消化，这些酶包括胰脂肪酶、辅脂酶、胆固醇酯酶和磷脂酶 A_2。

※ 婴儿时期，胃酸浓度低，胃中 pH 值接近中性，脂肪尤其是乳脂可被部分消化

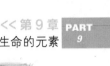

食物中的脂肪乳化后，被胰脂肪酶催化，水解甘油三酯的1和3位上的脂肪酸，生成2-甘油一酯和脂肪酸。此反应需要辅脂酶协助，将脂肪酶吸附在水界面上，有利于胰脂酶发挥作用。食物中的磷脂被磷脂酶 A_2 催化，在第2位上水解生成溶血磷脂和脂肪酸，胰腺分泌的是磷脂酶 A_2 原，是一种无活性的酶原形成，在肠道被胰蛋白酶水解释放一个6肽后成为有活性的磷脂酶 A 催化上述反应。

食物中的胆固醇酯被胆固醇酯酶水解，生成胆固醇及脂肪酸。食物中的脂类经上述胰液中酶类消化后，生成甘油一酯、脂肪酸、胆固醇及溶血磷脂等，这些产物极性明显增强，与胆汁乳化成混合微团。这种微团体积很小（直径20纳米），极性较强，可被肠黏膜细胞吸收。

脂类的吸收主要在十二指肠下段和盲肠。

甘油及中短链脂肪酸（ ≤ 10 C）无需混合微团协助，直接吸收入小肠黏膜细胞后，进而通过门静脉进入血液。

进入上皮细胞内的长链脂肪酸和甘油一酯，大部分重新合成甘油三酯，并与细胞中的载脂蛋白合成乳糜微粒，若干乳糜微粒包裹在一个囊泡内。当囊泡移行到细胞侧膜时，便以出胞作用的方式离开上皮细胞，进入淋巴循环。然后归入血液。中、短链甘油三酯水解产生的脂肪酸和甘油一酯是水溶性的，可直接进入门静脉而不入淋巴。

※ 食物中的胆固醇酯被胆固醇酯酶水解，生成胆固醇及脂肪酸。

生活小常识——食物中的脂类吸收和糖类吸收一样吗？

食物中的脂类的吸收与糖的吸收不同。大部分脂类通过淋巴直接进入体循环，而不通过肝脏。因此食物中脂类主要被肝外组织利用，肝脏利用外源的脂类是很少的。

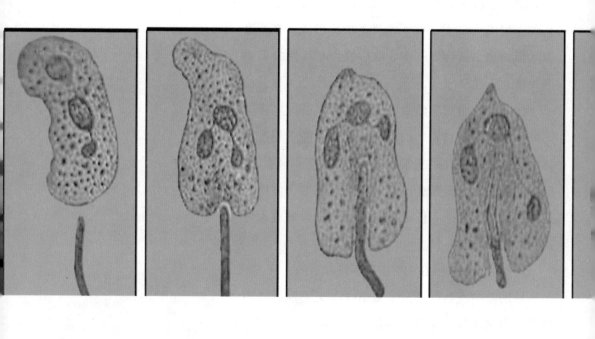

PART10

第 10 章

人体健康的保卫部队

　　一个国家要想安全，必须拥有强大的边防。同样的道理，人体要想健康，也必须拥有强大的"保卫部队"。这个"保卫部队"就是我们自身的免疫系统。人体的免疫系统就像一支精密的军队一样，24 小时昼夜不停地保护着我们。在一秒钟内，它就能协调、派遣不计其数、不同职能的免疫"保卫战士"，执行复杂的任务。与免疫系统相关的医学术语有许多，有些你可能早已耳熟能详，比如抗体、巨噬细胞、吞噬细胞、淋巴细胞、白细胞等等。抗体就像是你身体中可以四处移动的"保卫队"。如同早期电脑游戏"吃豆豆"一样，这些抗体会将入侵的病原体大口大口地吞噬掉。一些抗体还会像导弹一样展开行动，去攻击一些特殊的病菌。你身体的"保卫部队"通常可分为三大分队：服现役的、长期固定的巡逻队、预备军。它们都各自附着在不同的部位内壁，随时听命，等待行动。有了这些"战士"的保护，我们就不必再担心那些凶恶的病菌入侵了。

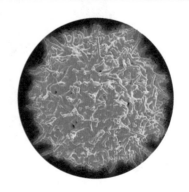

人体的好朋友——免疫 >>

RENTI DE HAO P ENGYOU MIANYI

　　很早以前，人们就注意到这样的现象：在烈性传染病（即瘟疫，如天花、伤寒、白喉等）流行期间，那些染病后痊愈的人往往不会再次染同样的病，因为在他们体内已产生了对这种传染病的抵抗力，因而可以由他们来护理病人，最初免疫概念也由此而起。免疫即为"免除瘟疫"的意思，是指身体对传染因子的再次感染产生的抵抗力，抵抗力的强弱可以用"免疫力"来表达。所谓传染因子指的是细菌、病毒等病原微生物，这就使免疫与微生物学密切相关，使人们认为免疫仅仅指身体对感染的防御功能，而且免疫对身体都是有利的。

　　随着研究的深入，对免疫也有了新的认识，人们开始认为上述的早期概念并不能确切反映免疫的本质。人们发现与传染病无关的过敏反应、器官移植排斥、肿瘤的发生发展、不育、衰老等，实际上都与免疫有关。所以现代的免疫概念应该是指身体识别"自身"和"异己"的活动，就是一种区分"敌""我"的活动，"异己"（敌）可以是侵入体内的微生物、输血不慎而进入的

※　抵抗力的强弱可以用免疫力来表达。

血型不符的他人血液、移植体内的器官、不同于机体正常成分的肿瘤细胞等，这种能刺激机体产生免疫应答的所有的"异物"，统称为"抗原"。机体的免疫机能，首先是区分自身和异己成分，然后通过免疫过程，最终表现为对异己成分（抗原）的排斥。这种排斥所造成的后果，许多是对机体有利的，如抵抗感染等；但有些则对机体有害，如发生过敏反应、自身免疫病等。所以过去认为免疫对机体都是有利的概念是不全面的。

人体内有一个免疫系统，它是人体抵御病原菌侵犯最重要的保卫系统。这个系统由免疫器官（骨髓、胸腺、脾脏、淋巴结、扁桃体、小肠集合淋巴结、阑尾等）、免疫细胞（淋巴细胞、单核吞噬细胞、中性粒细胞、嗜碱粒细胞、嗜酸粒细胞、肥大细胞、血小板等），以及免疫分子（补体、免疫球蛋白、干扰素、白细胞介素、肿瘤坏死因子等细胞因子等）组成。免疫系统分为固有免疫和适应免疫，其中适

※　一些炎症会影响免疫功能。

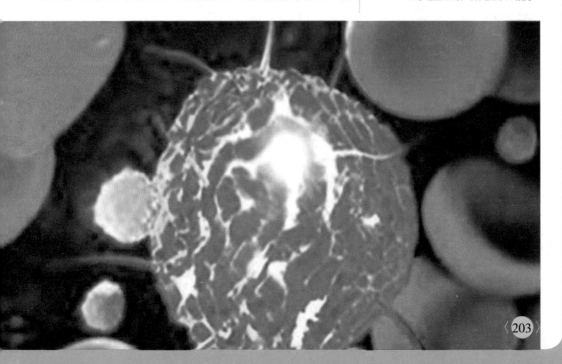

应免疫又分为体液免疫和细胞免疫。

免疫系统是机体防卫病原体入侵最有效的武器，它能发现并清除异物、外来病原微生物等引起内环境波动的因素。但其功能的亢进会对自身器官或组织产生伤害。在很多由于自身免疫引起的疾病中，CD4+T 细胞起着重要的作用。

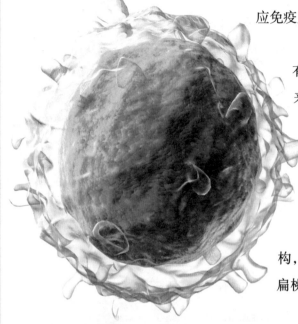

免疫系统是机体保护自身的防御性结构，主要由淋巴器官（胸腺、淋巴结、脾、扁桃体）、其他器官内的淋巴组织和全身各处的淋巴细胞、抗原呈递细胞等组成；广义上也包括血液中其他白细胞及结缔组织中的浆细胞和肥大细胞。

构成免疫系统的核心成分是淋巴细胞，它使免疫系统具备识别能力和记忆能力。淋巴细胞经血液和淋巴周游全身，从一处的淋巴器官或淋巴组织至另一处的淋巴器官或淋巴组织，使分散各处的淋巴器官和淋巴组织连成一个功能整体。免疫系统是生物在长期进化中与各种致病因子的不断斗争中逐渐

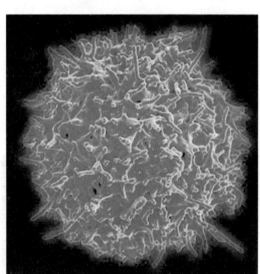

※ 构成免疫系统的核心成分是淋巴细胞，它使免疫系统具备识别能力和记忆能力。

形成的，在个体发育中也需抗原的刺激才能发育完善。

免疫系统是机体执行免疫功能的器官、组织、细胞和分子的总称。器官包括胸腺、法氏囊或囊类同器官、淋巴结、脾脏、扁桃体；组织指机体内（特

别是消化道、呼吸道黏膜内）存在的许多无被膜的淋巴组织；细胞主要指淋巴细胞、单核吞噬细胞、粒细胞；分子主要指免疫球蛋白、补体、淋巴因子以及特异性和非特异性辅导因子、抑制因子等参与机体免疫应答的物质。免疫系统各组分功能的正常是维持机体免疫功能相对稳定的保证，任何组分的缺陷或功能的亢进都会给机体带来损害。

免疫系统各组分广布全身，错综复杂，特别是免疫细胞和免疫分子在机体内不断地产生、循环和更新。免疫系统具有高度的辨别力，能精确识别自己和非己物质，以维持机体的相对稳定性；同时还能接受、传递、扩大、储存和记忆有关免疫信息，针对免疫信息发生正和负的应答并不断调整其应答性。因此，免疫系统在功能上与神经系统和内分泌系统有许多相似之处。

然而，免疫系统功能的失调也会对人体极为不利。例如，人体的识别能力过强容易导致过敏现象的发生（使用某种食物、注射药物出现过敏反应，甚至导致休克），识别能力过弱则会引起反复感染。人体的自我稳定能力异常，会使免疫系统对自身的细胞作出反应，引发自身免疫疾病，诸如风湿性关节炎、风湿性心脏病等；人体的免疫监视的功能降低，如同失去了一位"警卫员"，会使肿瘤有可乘之机。

由此可见，人体免疫系统对人类的健康起着举足轻重的作用，如果它的功能不稳定，人类很有可能会被病毒、细菌这些病原体

※ 免疫系统功能的失调也会对人体极为不利。例如，人体的识别能力异常容易导致过敏现象的发生。

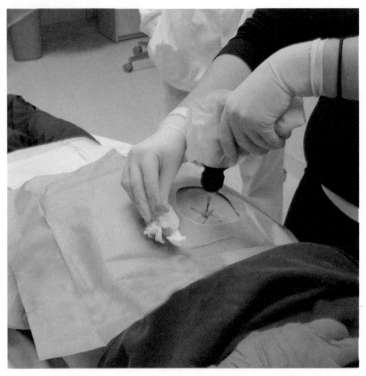

※ 骨髓是主要的造血器官，是各类血细胞的发源地。

侵害、折磨。

骨髓是主要的造血器官，是各类血细胞的发源地。胚胎期血细胞生成场所最早在卵黄囊，后移至胚肝和胚脾，最后由骨髓替代。成年期造血功能主要发生在胸骨、脊椎、髂骨和肋骨等扁骨的红髓。血细胞的祖先是多能干细胞，继而增殖分化为淋巴系和髓系干细胞，再进一步增殖分化为单能干细胞或前体细胞进入血流。禽类的前体 B 细胞进入法氏囊成熟，而哺乳类包括人类的前体 B 细胞仍继续留在骨髓内直至成熟。

胸腺是 T 细胞分化和成熟的场所，因而 T 细胞亦称胸腺依赖性 T 淋巴细胞。骨髓中的 T 淋巴系前体细胞（前体 T 细胞）经血循环进入胸腺后，也称胸腺细胞。它们在胸腺激素影响下，最终分化为成熟 T 细胞，随后释放入血液循环中。

成熟 T 细胞和 B 细胞通过血液循环到达淋巴结、脾脏和扁桃体等组织或器官，它们分别定居在固定的部位，成为机体的常驻"警卫部队"。若遇到病原体等抗原物质入侵，就能发生特异性免疫应答反应，产生免疫物质与之对抗。我们身体某个部位发生创伤炎症时，该部位附近的淋巴结便会肿大，这就是这些部位增加了"警卫部队"，在和病原体作战。

在感染过程中，各免疫器官、组织、细胞和分子间互相协作、互相制约、密切配合，共同完成复杂的免疫防御功能。病原体侵入人体后，首先遇到的是天然免疫功能的抵御。一般经 7 ~ 10 天，人体产生了获得性免疫，然后两者配合，共同杀灭病原体。

天然免疫是人类在长期的种系发育和进化过程中，逐渐建立起来的防御病原体的一系列功能。其特点是人人生来就有，并能遗传给下一代，而且不同种的生物免疫系统有差异。例如，人不会得鸡霍乱，也不会被犬瘟病毒感染；动物不会患麻疹。

天然免疫与人体的组织结构和生理功能有密切联系。人的免疫系统的免疫力就像水的 pH 值一样，太低或太高都是不正常的，以往流行的"非典"和现在流行的"甲型 H1N1 流感""羊流感"都是针对青壮年发病。为何？这是因为青壮年承载了主要的社会分工，身体长期处在亚健康状态，破坏了自身的免疫系统，导致对抗病毒能力减弱。疾病一来袭，与社会接触频繁的青壮年得病几率当然比其他人群高多了。

因此，身体好不等于免疫力正常，比如说红斑狼疮、痛风、类风湿关节炎、哮喘、重症肝炎等就属于免疫亢进（相当于水 pH 值太高），在发病前他们的身体都壮得像牛。而患有癌症（肿瘤）、乙肝、支气管炎或经常感冒的人就属于免疫低下（相当于水 pH 值太低），只要一接触病毒都可能染病。

天然的防线 >>

在人类与病原体的斗争中，有一套从遗传而来的天然防御组织和机能。它包括能抵抗和消灭入侵的病原体的两道防线。

第一道防线主要指皮肤和黏膜。皮肤是人体的完整外表，表面有一层较厚的致密的角化层，可以阻挡病原体的侵入。皮肤组织里还有许多汗腺和皮脂腺，汗腺排泄出的乳酸对病原体的生长不利，皮脂腺分泌的脂肪酸有一定的杀菌作用。皮肤的杀菌作用是很强的，如果我们把一种有毒力的链球菌涂在健康人的手上，经过 3 分钟后检查，有 3 000 万个细菌，60 分钟以后只有 170 万个，120 分钟以后仅余下 3 000 个了。在人体呼吸道、消化道和泌尿生殖道内部都覆盖着黏膜，胃黏膜可以分泌胃酸和溶菌酶等物质，它们也都有杀菌作用。黏膜表面还有纤毛运动，如鼻腔里的鼻毛可以阻挡部分飞沫和尘埃，也能限制病原体的侵入。所有这些，形成了身体的表面屏障，是人体的第一道防线。它是机体防御体系中很重要的组成部分，一旦失去或大部失去这一屏障，如大面积烧伤，便会由于失液、严重感染等使机体生存面临极大威胁。

第二道防线是指吞噬细胞，它广泛分布在血液

※ 皮肤是人体的完整外表，表面有一层较厚的致密的角化层，可以阻挡病原体的侵入。

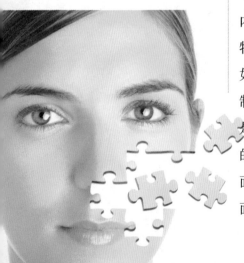

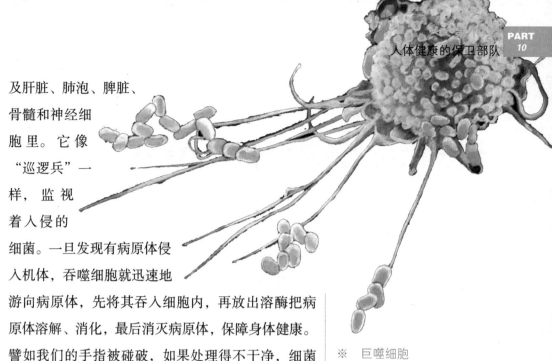

及肝脏、肺泡、脾脏、骨髓和神经细胞里。它像"巡逻兵"一样，监视着入侵的细菌。一旦发现有病原体侵入机体，吞噬细胞就迅速地游向病原体，先将其吞入细胞内，再放出溶酶把病原体溶解、消化，最后消灭病原体，保障身体健康。譬如我们的手指被碰破，如果处理得不干净，细菌从破口的地方进到皮肤里，吞噬细胞就会向伤口处聚集，跑来杀灭入侵的细菌，有时候伤口会形成疖肿，化脓，然后痊愈。疖肿的脓液就是吞噬细胞和细菌斗争的产物。这里边有细菌和细菌被分解后的产物，也有吞噬细胞及其尸体。

※　巨噬细胞

　　在机体的正常体液和组织中还含有许多种能够抗击病原体的物质，如存在于体液的补体、备解素和干扰素等，它们能杀死细菌，溶解细菌，中和掉病毒和阻止病毒在细胞内繁殖。吞噬细胞和这些体液因素就是抵抗病原体的第二道防线。

　　第一道和第二道防线的免疫作用具有广泛性，即这种抗击病原体的能力不是专门针对某一种病体，而是对许多种病原体都能起到同样的抵抗作用，所以是非特性的，这种免疫作用就称作非特异性免疫。非特异性免疫功能人人都有，而且可遗传给后代，婴儿出生时就有这种功能。人在抗击病原体的过程中，首先是这种非特异免疫发挥作用。

生活小常识——我们长了疖肿能用手去挤吗？

　　可见吞噬细胞的作用就是把侵入人体的病菌消灭在局部，不使它们向全身扩散。如果侵入人体的细菌数量多、毒性大、或者在疖肿还没有充分化脓熟透的时候就用手去挤，这些病菌就可能进入血液循环，病变就会从局部扩展到全身，引起全身性严重的症状。

皮肤和黏膜的完整屏障 >>

一个健康人的全身有皮肤包裹，所有的内脏腔壁都有黏膜覆盖，健康的皮肤和黏膜形成完整的屏障，作为人体第一道防线，阻拦病原微生物侵入体内，起到保护层的作用。皮肤和黏膜表面细胞的脱落和更新，可清除粘附于表面的病原微生物。上呼吸道黏膜细胞表面密布纤毛，不停地定向朝咽喉部摆动，再由此咳出。冬春之际气候寒冷干燥，支气管黏膜受到损伤，因而易患感冒。吸烟者烟熏损伤呼吸道黏膜细胞，麻痹纤毛，所以易患慢性支气管炎及其他呼吸道感染。眼、口腔、尿道等部分经常有泪液、唾液和尿的冲洗，可排除外来有害微生物。皮肤和黏膜还可分泌多种杀菌物质，如皮肤的皮脂腺分泌脂肪酸，汗腺分泌乳酸，胃液中有胃酸，这些物质均有抗菌作用，乳汁和鼻涕内也含有杀菌物质。

当内分泌失调，或应用免疫抑制剂、X光照射、手术或外伤等原因损伤了人体皮肤或黏膜这一屏障，使机体抗感染免疫能力降低，就容易发生感染性疾病。因此，

※ 保持皮肤黏膜的清洁，使其能行使正常免疫功能。

平时应注意保护皮肤黏膜的完整，保持皮肤黏膜的
清洁，使其能行使正常的免疫功能。

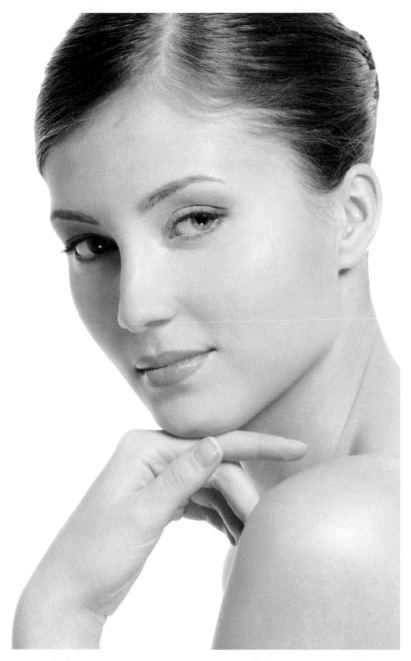

※　一个健康人的全身有皮肤包裹，所有的内脏腔壁都有黏膜覆盖，健康的皮
肤和黏膜形成完整的屏障，作为人体第一道防线，阻拦病原微生物侵入体内，
起到保护层的作用。

一支精密的免疫军队 >>

人类的吞噬细胞有大、小两种。小吞噬细胞是外周血中的中性粒细胞。大吞噬细胞是血液中的单核细胞和多种器官、组织中的巨噬细胞，两者构成单核吞噬细胞系统。

当病原体穿透皮肤或黏膜到达体内组织后，吞噬细胞首先从毛细血管中逸出，聚集到病原体所在部位。多数情况下，病原体会被吞噬杀灭。若未被杀死，则经淋巴管到附近的淋巴结，在淋巴结内的吞噬细胞被进一步消灭。淋巴结的这种过滤作用在人体免疫防御能力上占有重要地位，一般只有毒力强、数量多的病原体才可能不被完全阻挡而侵入血流及其他脏器。但是在血液、肝、脾或骨髓等处的吞噬

※ 吞噬细胞

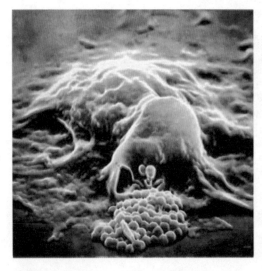
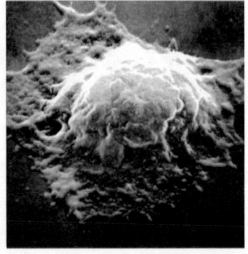

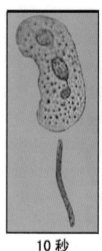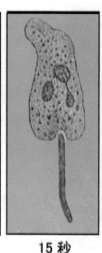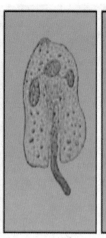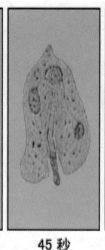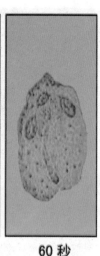

| 10 秒 | 15 秒 | 30 秒 | 45 秒 | 60 秒 |

细胞会对病原体继续进行吞噬杀灭。

※ 白细胞吞噬过程

以病原菌为例，吞噬、杀菌过程分为三个阶段，即吞噬细胞和病菌接触、吞入病菌、杀死和破坏病原菌。吞噬细胞内含有溶酶体，其中的溶菌酶、髓过氧化物酶、乳铁蛋白、防御素、活性氧物质、活性氮物质等能杀死病菌，而蛋白酶、多糖酶、核酸酶、脂酶等则可将菌体降解。最后不能消化的菌体残渣，将被排到吞噬细胞外。

具体过程为：细菌被吞噬在吞噬细胞内形成吞噬体，溶酶体与吞噬体融合成吞噬溶酶体，溶酶体中多种杀菌物质和水解酶将细菌杀死并消化，菌体残渣被排出细胞外。

病菌被吞噬细胞吞噬后，其结果根据病菌类型、毒力和人体免疫力不同而不同。化脓性球菌被吞噬后，一般经 5 ~ 10 分钟死亡，30 ~ 60 分钟被破坏，这是完全吞噬。而结核分枝杆菌、布鲁氏菌、伤寒沙门氏菌、军团菌等，则是已经适应在宿主细胞内寄居的胞内菌。在无特异性免疫力的人体中，它们

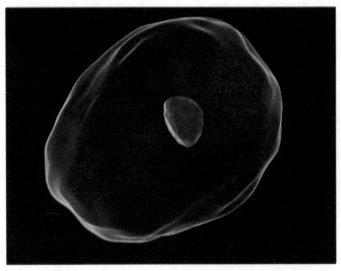

※　人体细胞

虽然也可以被吞噬细胞吞入，但不被杀死，这是不完全吞噬。

不完全吞噬可使这些病菌在吞噬细胞内得到保护，免受机体体液中特异性抗体、非特异性抗菌物质或抗菌药物的有害作用。有的病菌尚能在吞噬细胞内生长繁殖，反使吞噬细胞死亡；有的可随游走的吞噬细胞经淋巴液或血流扩散到人体其他部位，造成广泛病变。此外，吞噬细胞在吞噬过程中，溶酶体释放出的多种水解酶也能破坏邻近的正常组织细胞，造成对人体不利的免疫病理性损伤。

正常人体的血液、组织液、分泌液等体液中含有多种具有杀伤或抑制病原体的物质。主要有补体、溶菌酶、防御素、乙型溶素、吞噬细胞杀菌素、组蛋白、正常调理素等。这些物质的直接杀伤病原体的作用不如吞噬细胞强大，往往只是配合其他抗菌因素发挥作用。例如补体对霍乱弧菌只有弱的抑菌效应，但在霍乱弧菌与其特异抗体结合的复合物中若再加入补体，则很快发生溶解霍乱弧菌的溶菌反应。

人体的免疫系统像一支精密的军队，24 小时昼夜不停地保护着我们的健康。它是一个了不起的杰作！每一秒，免疫系统都协调调派不计其数、不同职能的免疫"部队"从事复杂的任务。它不仅时刻保护我们免受外来入侵物的危害，同时也能预防体内细胞突变引发癌症的威胁。如果没有免疫系统的保护，即使是一粒灰尘就足以让人致命。根据医学研究显示，人体 90% 以上的疾病与免疫系统失调有关。而人体免疫系统的结构是繁多而复杂的，并不在某一个特定的位置或是器官，相反它是由人体多个器官共同协调运作。

骨髓和胸腺是人体主要的淋巴器官，外围的淋巴器官则包括扁桃体、脾、淋巴结、集合淋巴结与阑尾。这些关卡都是用来防堵入侵的毒素及微生物的。当我们喉咙发痒或眼睛流泪时，都是我们的免疫系统在努力工作的信号。长久以来，人们因为盲肠和扁桃体没有明显的功能而选择割除它们，但是最近的研究显示盲肠和扁桃体内有大量的淋巴结，这些结构能够协助免疫系统运作。

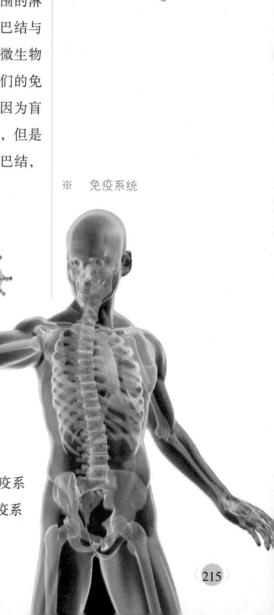

※　免疫系统

自从抗生素发明以来，科学界一直致力于药物的发明，期望它能治疗疾病，但事与愿违，研究人员逐渐发现，人们对化学药物的使用只会刺激免疫系统中的某种成分，但它无法替代免疫系统的功能，并且还会产生对人体健康有害的副作用，扰乱免疫系统平衡。反而是人体本身的防御机制—— 免疫系统——具有不可思议的力量。

保卫人体的"战士" >>

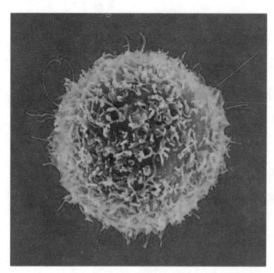

※ 淋巴细胞

　　免疫细胞主要有淋巴细胞（包括T淋巴细胞、B淋巴细胞）和巨噬细胞。实际上，除了以上三种细胞外，血液中所有的细胞都与免疫有关，包括红细胞、嗜中性白细胞、嗜酸性白细胞、嗜碱性白细胞、血小板等，另外还有一种自然杀伤细胞，又称NK细胞，属于第三群淋巴细胞。这些细胞有多种多样的功能，免疫应答时可以由细胞直接发挥作用，如吞噬、杀伤异物，也可以在抗原刺激下产生蛋白质类的免疫分子，通过各种免疫分子来发挥免疫作用，所以免疫细胞和免疫分子可称为是保卫人体的"战士"。

　　B淋巴细胞在抗原刺激下变为浆细胞产生免疫分子——抗体。抗体就是免疫球蛋白。免疫球蛋白有五类，分别称为IgG、IgM、IgA、1gE、1gD。由于抗原性质不同，使免疫细胞产生不同类型的免疫球蛋白，例如梅毒螺旋体刺激产生的抗体主要是IgM，破伤风杆菌类毒素刺激产生的抗体主要是IgG，痢疾杆菌刺激产生的抗体主要是IgA。每种免疫球蛋白对相应的抗原有特异性的结合作用，使抗原（病原体）凝集、

沉淀或溶解，从而消灭它们，这称为
特异性免疫。也就是说，抗伤寒杆菌
的抗体只能同伤寒杆菌结合，而不能
同痢疾杆菌结合。这种特异性结合就
像钥匙与锁一样，一把钥匙只能开一
把锁。

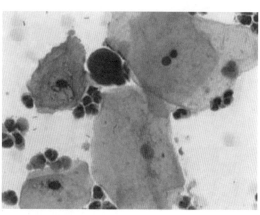

T淋巴细胞受抗原刺激后所产生的
免疫分子称淋巴因子，淋巴因子不是
抗体，它没有与抗原结合的能力。淋巴因子种类很
多，各有不同的作用。如趋化因子能吸引更多的吞
噬细胞来吞食病原体；干扰素具有抗病毒及增强免
疫的作用，还能通过多种途径发挥抗癌功能；β 肿
瘤坏死因子能直接杀死肿瘤细胞，也有抗病毒作用，
并参与炎症反应；白细胞介素作用更是五花八门，
可以调节免疫细胞之间的关系，也可以发挥杀伤肿
瘤的作用，促进炎症反应，促进造血功能等。

※ B 淋巴细胞

巨噬细胞受刺激以后也能产生免疫分子，称为
单核因子，它们的作用同样是多种多样的。α 干扰素、
α 肿瘤坏死因子以及某些白细胞介素，都能发挥抗
病毒、抗肿瘤、促进免疫反应的作用。

※ T 淋巴细胞

以上所述的免疫分子，有的已直接用于疾
病的治疗，如干扰素治疗病毒性疾病（肝炎、
流感、肿瘤等），白细胞介素2治疗肿瘤，
白细胞介素3治疗造血功能低下，等等。
因此科学家十分重视对它们的研究。现
在某些免疫分子已经可以采用生物工程
的技术进行生产，这样我们就可以有大
量的产品用于治疗。

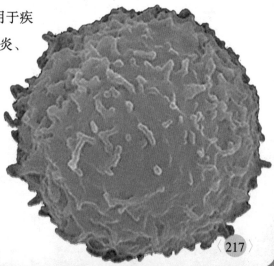

免疫与遗传 >>

　　子女和父母之间有许多相似的地方，如体型、肤色、五官，甚至性情、脾气等，均可见到上下代间的相似之处，这就是遗传。人类（其实包括一切生物）进行生殖的过程中，亲代的精子和卵子分别带有父亲和母亲的遗传物质，精卵结合发育成子代就具备了父母双方的某些特征。遗传物质是基因，存在于每个细胞中，其结构复杂，是小片断的脱氧核糖核酸。人的基因有千千万万，排列在细胞核的染色体上，构成一个人的遗传蓝图，控制一个人的遗传性状。

※　遗传病——Y染色体遗传病

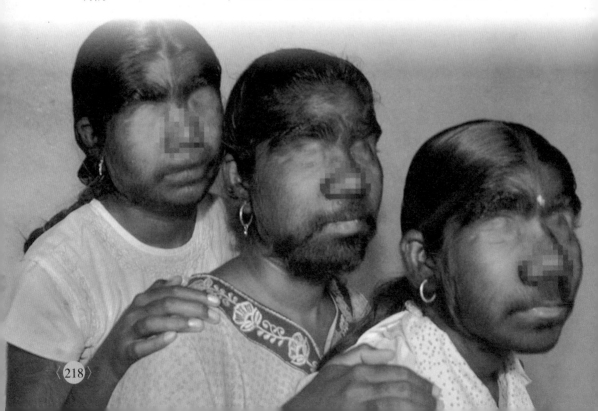

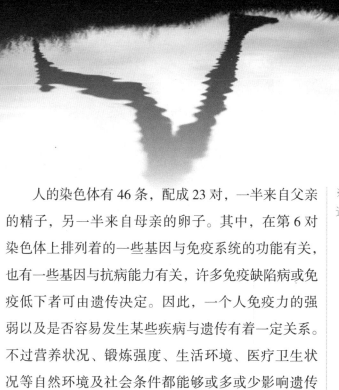

人的染色体有 46 条，配成 23 对，一半来自父亲的精子，另一半来自母亲的卵子。其中，在第 6 对染色体上排列着的一些基因与免疫系统的功能有关，也有一些基因与抗病能力有关，许多免疫缺陷病或免疫低下者可由遗传决定。因此，一个人免疫力的强弱以及是否容易发生某些疾病与遗传有着一定关系。不过营养状况、锻炼强度、生活环境、医疗卫生状况等自然环境及社会条件都能够或多或少影响遗传性状的具体表现。

※ 多锻炼能够或多或少克服遗传带来的缺点。

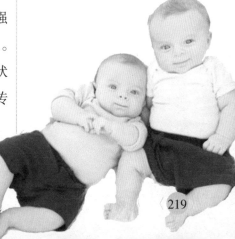

神经、免疫与健康 >>

SHENJING MIANYI
YU JIANKANG

　　我国有"笑一笑，十年少"的古语，它说明了精神因素与疾病的发生、发展及归转有密切的关系。人体的免疫系统是受着多种因素影响的，精神是否良好、环境是否洁净、营养是否适当，以及是否坚持运动等都能影响它的功能。

　　已有研究证明，精神不良可以导致癌的诱发。1992年出席德国医学协会会议的专家一致认为精神抑郁容易导致癌症。有资料表明，80%~90%以上的癌症患者精神上都有过压抑的历史，或较长时间遭受精神上打击。现代医学实践进一步证明，那些知足常乐、豁达、开朗的人们，抵抗力更强，能积极预防某些疾病（包括癌症）的发生，这是有科学根据的。

　　这是由于免疫器官和免疫细胞是机体防御外来病原体的侵袭和清除体内癌变细胞危害的保卫系统，它的功能和其他器官系统一样，受到中枢神经和大脑皮层的调节。像胸腺、脾脏、淋巴结等免疫器官，有着丰富的神经纤维，还可通过一些相关联的因素表现出免疫功能的异常。到21世纪20年代，有人注意到纸的玫瑰花可诱发过敏患者的哮喘发作，一幅草原的图画可使枯草热患者的病情加重。新近研究证实，在给大白鼠饮服甜水的同时，注射免疫抑制剂环

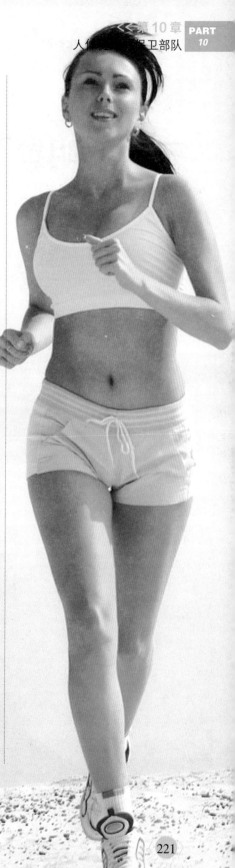

磷酰胺，经过一段时间的强化刺激之后，只要单独喂以甜水，这只大白鼠也会出现免疫抑制效应。这就是著名的巴甫洛夫条件反射学说在免疫功能方面佐证。

　　用心理及精神药物治疗能逆转对免疫系统的不良影响，对癌症和自身免疫性疾病有一定的辅助治疗作用。催眠、暗示等方法能增强白细胞杀灭细菌的能力，并能改善淋巴细胞的反应性。

　　有关心理因素对免疫系统影响的详细机理仍在深入的研究之中。一般认为是通过心理——神经——内分泌——免疫的复杂网络而产生作用。从初步的研究结果来看，为维护、改善我们免疫系统的功能，有必要对我们的个性、心理状态作适当的调整。

　　已有大量的研究资料表明，情绪紊乱，如孤独、焦虑、恐惧等不良心理反应的刺激，均可造成机体免疫功能的低下。从事治疗研究的学者们证实，癌症的发生与精神因素有密切关系，这是因为在正常情况下，当癌细胞刚出现时，免疫活性细胞，如自然杀伤细胞和巨噬细胞等，就会把癌细胞作为异物而将其消灭，这称为"免疫监视"作用。但当心情压抑或情绪紧张，身心健康长期受到摧残时，由于免疫功能低下，于是癌细胞就可"脱逸"而逃避上述"监视"作用，"选择"适当的部位而迅速增殖，如发展到一定程度，免疫系统就对之无能为力了。

抗体"明星" >>

KANG TI MINGXING

像哨兵巡逻在边境上，保卫着国家的安全一样，"抗体"流动在血管中，维护着人体的健康，战士消灭敌人，而抗体则抵御入侵人体的毒菌。

抗体，是机体受外来异物（诸如病原菌等）刺激后，由B淋巴细胞产生的一种蛋白质，因它能在体内外通过结合、中和等多种方式对抗外来异物，使之不再危害人体引起疾病，故称之为"抗体"或者免疫球蛋白。

单克隆抗体于1975年问世，它是怎样产生的？又会给人类带来什么样的好处呢？

※ 吃芋头相当于注射免疫球蛋白。

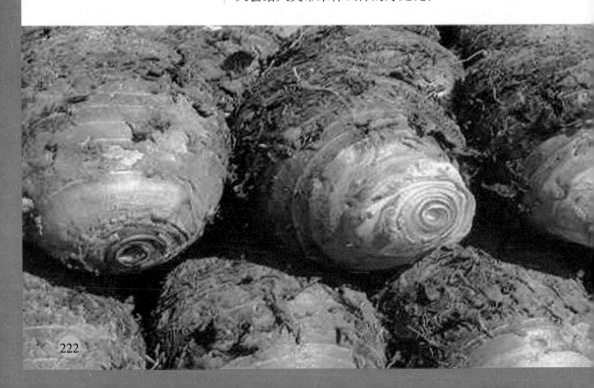

窥一斑而知全貌。检查脱落细胞可以诊断肿瘤，是因为肿瘤如果系由同一种癌细胞恶性增殖而成的，那么这种由单一的细胞发展起来的群体，在生物学上就称之为单克隆。骨髓瘤细胞的特点是可以在体外大量培养，长期传代生长，而B淋巴细胞却不能。当科学家将骨髓瘤细胞和免疫B淋巴细胞杂交融合后，就产生出一种杂交瘤细胞。它具有两者的特点，即既能传代培养，又能产生抗体，而且由于一种免疫B淋巴细胞只会产生一种专一特性的抗体，把通过挑选的杂交瘤细胞加以培养，就产生特性专一的单克隆抗体。

顾名思义，单克隆抗体的特点就在"单"字上。就是说其抗体单一纯净，无效蛋白质含量极少，批间生产质量恒定，"克隆"则是表明由无性繁殖的一种细胞系列，由于抗体单一而具有高度的特异识别能力，如同异弹跟踪目标物一样，因而被利用来诊断、防治许多疑难的疾病。如将它作为载体，结合放射性同位素注入机体后，就可根据放射性集结浓度，来诊断诸如肿瘤等存在的部位和转移、扩散情况，亦可制成乙型肝炎、出血热等多种酶标诊断试剂盒，用于检诊工作。有人将抗癌药物与单克隆抗体结合去治疗大白鼠乳房癌，发现其疗效比单用该种抗癌药物治疗提高了25倍之多。当然，要用于人体，还需要攻克人—人杂交瘤适应株这一难关，但也已为期不远了。

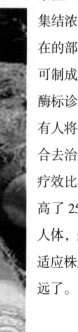

器官移植被誉为当代起死回生的一项高超医术，其中最大的困难是供体和受体组织细胞之间类型不同而产生的异体排斥反应。如能应用组织相关抗原的单克隆抗体，就可像输血者先配血型那样，筛选出与受体组织细胞同型的器官进行移植，从而显著延长移植组织的存活期限。在科研上，已应用单克隆抗体各种相应抗原特质进行分析和位点侧定，开展分子水平的研究。

清除体内"垃圾"的红衣使者 >>

QINGCHU TINEI LAJI DE HONGYI SHIZHE

白细胞的免疫功能早为人所熟悉，而红细胞则一直被认为只具有携带氧，参与组织呼吸的功能。80年代以来，科学家对红细胞的功能做了大量深入研究，发现红细胞膜上存在CR（—补外体成分的受体），并证实人体血管内的"垃圾"——病理性循环免疫复合物是与该CR结合而被转运的肝脾，促进了白细胞对其吞噬，具有免疫防御的重要作用。虽然红细胞膜表面 CR1 密度仅为白细胞的 1/20~/60，但血循环中红细胞的数量却是白细胞数量的 1 000 多倍。血循环中 80% 以上的 CR1 存在于红细胞表面，故红细胞与

※　镰刀形红细胞

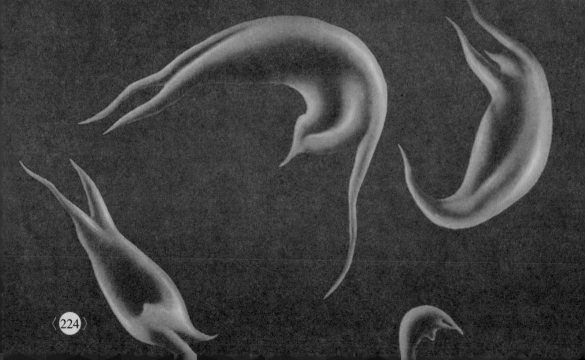

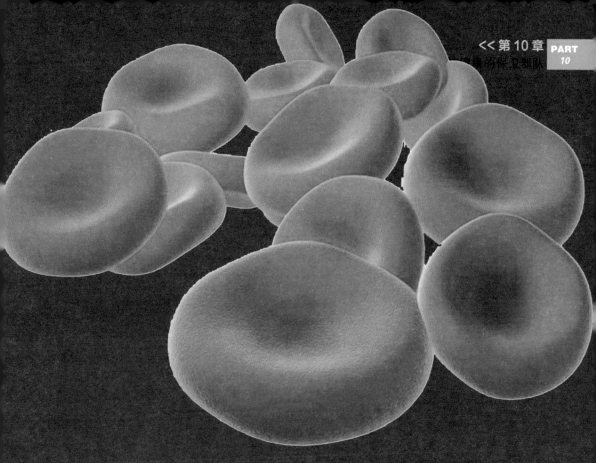

循环免疫复合物相遇的机会比白细胞大 500~1 000 倍，清除体内"垃圾"的任务主要由红细胞承担。

　　各种反复感染、肿瘤、自身免疫病等患者体内循环免疫复合物增多，红细胞依靠其表面的 CR1 粘附这些"垃圾"，并使其中的成分降解而失去致病性，同时还可包围经免疫系统处理过的癌细胞，将其迅速运至肝脾销毁，阻滞癌细胞在血液中转移。

　　红细胞膜上存在许多与免疫有关的物质，它们有识别、粘附、处理抗原，清除循环免疫复合物的能力。红细胞还可促进 T 淋巴细胞增殖，使细胞因子如 γ 干扰素释放量增加，扩大 B 淋巴细胞特异性抗体应答能力。所以红细胞具有对白细胞系统的免疫调节机制，两大系统相互合作，共同维护人体正常的免疫状态。

※　红细胞

健康食物的免疫力量 >>

JIANKANG SHIWU DE MIANYI LILIANG

免疫系统的功能有三点：一是保护，使人体免于病毒、细菌、污染物质及疾病的攻击；二是清除，新陈代谢后的废物及免疫细胞与敌人打仗时遗留下来的病毒死伤尸体，都必须借助免疫细胞加以清除；三是修补，免疫细胞能修补受损的器官和组织，使其恢复原来的功能。健康的免疫系统是无可取代的，虽然它的力量令人赞叹，但仍可能因为持续摄取不健康的食物而失效。

研究已证实，适当的营养可强化免疫系统的功能，换言之，影响免疫系统强弱的关键是精确平衡的营养。不均衡的营养会使免疫细胞功能减弱，不纯净的营养会使免疫细胞产生失调，导致慢性疾病。

营养免疫学的研究焦点就在于如何借助适当的营养滋养身体，以维持免疫系统的最佳状态，进而使我们的免疫系统更强健。

※ 适当的营养可强化免疫系统的功能。

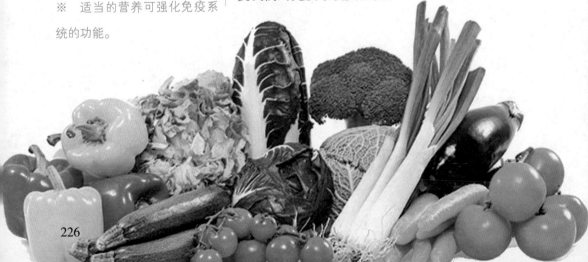

士兵工厂：骨髓。红细胞和白细胞就像免疫系统里的士兵，而骨髓就负责制造这些细胞。每秒钟就有 800 万个血球细胞死亡并有相同数量的细胞在这里生成，因此骨髓就像制造士兵的工厂一样。

训练场地：胸腺。就像为赢得战争而训练海军、陆军和空军一样，胸腺是训练各军兵种的训练厂。胸腺指派 T 细胞负责战斗工作。此外，胸腺还分泌具有免疫调节功能的荷尔蒙。

战场：淋巴结。淋巴结是一个拥有数十亿个白细胞的小型战场。当因感染而须开始作战时，外来的入侵者和免疫细胞都聚集在这里，淋巴结就会肿大，甚至我们都能摸到它。肿胀的淋巴结是一个很好的信号，它正告诉你身体受到感染，而你的免疫系统正在努力地工作着。作为整个军队的排水系统，淋巴结肩负着过滤淋巴液的工作，把病毒、细菌等废物运走。人体内的淋巴液大约比血液多出 4 倍。

血液过滤器：脾脏。脾脏是血液的仓库。它承担着过滤血液的职能，能除去死亡的血球细胞，并吞噬病毒和细菌。它还能激活 B 细胞使其产生大量的抗体。

咽喉守卫者：扁桃体。扁桃体对经由口鼻进入人体的入侵者保持着高度的警戒。那些割除扁桃体的人患上链球菌咽喉炎和霍奇金病的几率明显升高。这证明扁桃体在保护上呼吸道方面具有非常重要的作用。

免疫助手：盲肠能够帮助 B 细胞成熟发展以及

※　本草植物

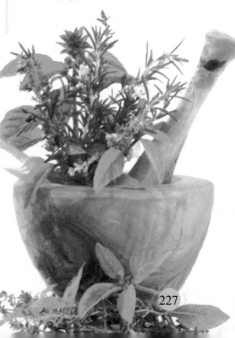

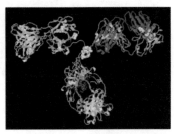

※ 抗体

抗体（IgA）的生产。它也扮演着交通指挥员的角色，生产分子来指挥白细胞到身体的各个部位。盲肠还能"通知"白细胞在消化道内存在有入侵者。在帮助局部免疫的同时，盲肠还能帮助控制抗体的过度免疫反应。

肠道守护者：病原微生物最易入侵的部位是口，而肠道与口相通，所以肠道的免疫功能非常重要。集合淋巴结是肠道黏膜固有层中的一种无被膜淋巴组织，富含B淋巴细胞、巨噬细胞和少量T淋巴细胞等。对入侵肠道的病原微生物形成了一道有力防线。

※ 膜淋巴组织，对入侵肠道的病原微生物形成了一道有力防线。

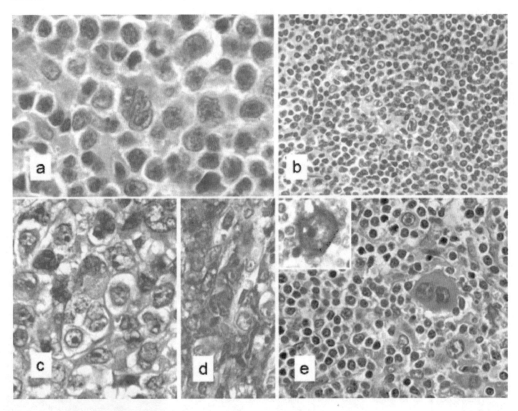

附录：人体解码 >>

FULU
R ENTI JIEMA

1. 消化系统

食物在口腔被搅碎，进入胃后进一步被研磨成能被人体消化吸收的状态，大部分营养成分在小肠中被吸收，通过血液供给身体的各个部分，经过大肠的重吸收作用后，不能被吸收的废物以粪便的形式被排出体外。

2. 血液循环系统

从最粗壮的大动脉到只能容红细胞一个一个排队通过的毛细血管，血液就是在这样的管道中担负着运输全身各处的氧气、二氧化碳、营养物质和水的重要责任，而这繁重、持久的运动的动力泵却是只有拳头大的心脏。

3. 呼吸系统

通过鼻、咽、喉、气管后的空气最终进入肺，肺泡和细小的支气管是肺脏的基本组成单位。毛细血管组成的肺泡的壁非常薄，氧气就是在这从外界进入人体的血液中，从而供给全身，同时二氧化碳也从这里被排出体外。

4. 泌尿系统

肾脏是泌尿系统的主要器官，它的功能分为生尿和排尿两部分，产生的终尿经过输尿管、膀胱和尿道，最终把含氮的体液排出体外，从而调节血液中水、电解质和酸的平衡。

5. 骨骼肌肉系统

骨骼肌内部分布的血管、淋巴供给它的正常工作，肌肉具有的弹性可以减缓外力对人体的冲击；神经中枢不断传出冲动，保持肌肉的紧张，以维持身体姿态并保障运动时的协调。

骨骼支撑着人体，保护脑、心脏、肝、肾等器官不受到外力的损伤，并为肌肉的运动提供了一个支架；骨组织是血细胞的源泉，并且是储存骨髓的仓库。

6. 神经系统

控制人体对外界的快速反应，控制肌肉、腺体的相应活动，以适应外界及自身的变化；令人体的每个组成器官都复杂而精密地协调工作。

8. 生殖系统

生殖系统的根本作用是生育后代。睾丸制造精子和男性激素；输精管、尿道以及前列腺等器官帮助把成熟的精子输送到女性的生殖管道中。

卵巢制造卵细胞和雌性激素；子宫保证受精以及胎儿的生长发育；女性乳房中的乳腺制造母乳并养育幼儿。